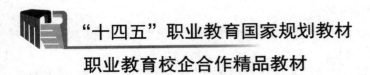

"十四五"职业教育国家规划教材

职业教育校企合作精品教材

U0281388

烹饪营养与卫生

（第3版）

主　编　乔云霞　　付庚昌

副主编　耿志国　　赵子设　　齐元召

参　编　宋淑红　　任大猛　　尚　彬

　　　　邹晓燕　　蒋莉莉　　赵银红

　　　　金　双　　钟　盼　　张林林

　　　　王国君　　张国华　　姜红伟

电子工业出版社·

Publishing House of Electronics Industry

北京·BEIJING

内 容 简 介

本书是根据教育部颁布的"中等职业学校烹饪专业课程"中的主干课程"烹饪营养与卫生"的教学基本要求,并参照相关行业的职业技能鉴定规范编写的职业教育国家规划教材。

全书共4个项目21个任务,内容简洁实用,通俗易懂。书中每个项目的最后都提供了"知识检测",任务内容包括任务目标、任务学习、知识拓展栏目,并提供了"想一想""做一做"等。

本书既可作为中等职业学校烹饪专业教材,也可作为餐饮行业职工技术培训用书或烹饪从业人员自学用书。

图书在版编目(CIP)数据

烹饪营养与卫生 / 乔云霞,付庚昌主编 . —3 版 . —北京:电子工业出版社,2022.4
ISBN 978-7-121-43433-4

Ⅰ.①烹… Ⅱ.①乔…②付… Ⅲ.①烹饪—营养卫生—中等专业学校—教材②食品卫生—中等专业学校—教材 Ⅳ.① R154 ② R155.5

中国版本图书馆 CIP 数据核字(2022)第 078576 号

责任编辑:陈 虹 文字编辑:张 慧
印　　刷:三河市良远印务有限公司
装　　订:三河市良远印务有限公司
出版发行:电子工业出版社
　　　　　北京市海淀区万寿路 173 信箱　邮编 100036
开　　本:880×1 230　1/16　印张:10.25　字数:243 千字
版　　次:2014 年 8 月第 1 版
　　　　　2022 年 4 月第 3 版
印　　次:2024 年 8 月第 15 次印刷
定　　价:38.00 元

河南省中等职业教育校企合作精品教材
出版说明

为深入贯彻落实《河南省职业教育校企合作促进办法（试行）》（豫政〔2012〕48号）精神，切实推进职教攻坚二期工程，我们在深入行业、企业、职业院校调研的基础上，经过充分论证，按照校企"1+1"双主编与校企编者"1：1"的原则要求，组织有关职业院校一线骨干教师和行业、企业专家，编写了河南省中等职业学校烹饪专业的校企合作精品教材。

这套校企合作精品教材的特点主要体现在：一是注重与行业的联系，实现专业课程内容与职业标准对接、学历证书与职业资格证书对接；二是注重与企业的联系，将"新技术、新知识、新工艺、新方法"及时编入教材，使教材内容更具有前瞻性、针对性和实用性；三是反映技术技能型人才培养规律，把职业岗位需要的技能、知识、素质有机地整合到一起，真正实现教材由以知识体系为主向以技能体系为主的跨越；四是教学过程对接生产过程，充分体现"做中学，做中教"和"做、学、教"一体化的职业教育教学特色。我们力争通过本套教材的出版和使用，为全面推行"校企合作、工学结合、顶岗实习"人才培养模式的实施提供教材保障，为深入推进职业教育校企合作做出贡献。

在这套校企合作精品教材编写过程中，校企双方编写人员力求体现校企合作精神，努力将教材高质量地呈现给广大师生。但由于本次教材编写是一次创新性的工作，书中难免存在不足之处，敬请读者提出宝贵意见和建议。

河南省教育科学规划与评估院

前 言

二十大报告中指出"全面贯彻党的教育方针，落实立德树人根本任务，培养德智体美劳全面发展的社会主义建设者和接班人。"为了全面贯彻党的二十大报告精神，也为了全面推进中等职业教育烹饪专业的改革和发展，更好地为区域经济发展服务，进一步推进校企合作工作，我们在多年的课程改革和企业实践的基础上编写了本书。本书根据河南省中等职业学校烹饪专业教学标准，结合学科特点及餐饮行业岗位要求编写。

本书以培养从事中西餐烹饪、中西面点工作的高素质技能型人才为出发点，从人体所需要的营养素与能量、食物的营养价值与烹饪、膳食与健康、食品卫生与安全四个方面进行讲解，内容由浅入深、由易到难、循序渐进，使学生了解膳食营养，学会科学配餐，掌握科学烹饪方法和食品安全与管理的措施，成为能够运用科学的烹饪方法制作营养菜肴的综合技能型人才。本书具有以下特点。

（1）具有专业的"1+1"编写团队。编写团队从企业岗位和现实生活入手，明确培养方向，确定教学目标，构建课程内容。

（2）实现岗位对接。本书整体结构和科学烹饪的案例、烹调技艺由相关企业参编人员根据餐饮行业岗位要求提供相关内容，实现学习内容与烹饪岗位零距离对接。

（3）突出科学实用。本书有机结合膳食营养、食品安全与烹饪，为人们提高健康意识、进行合理膳食提供依据。

（4）涵盖技能鉴定。本书融入国家职业资格技能鉴定所规定的学生应知、应会的内容，能够满足学生参加职业资格技能鉴定的需求。

建议教学学时数见下表。

教学内容	项目一	项目二	项目三	项目四	社会调查	共 计
学时数	18	16	16	16	6	72

本书由河南省教育科学规划与评估院组编，由洛阳市第一职业中等专业学校乔云霞，郑州长远餐饮管理有限公司副总经理、河南省轻工业学校付庚昌担任主编；安阳金狮麟大酒店营养配餐师、安阳市中等职业技术学校耿志国，洛阳市第一职业中等专业学校赵子设，内乡中等职业学校齐元召担任副主编；参与编写的人员还有河南省轻工业学校宋淑红，长垣烹饪职业技术学院任大猛、蒋莉莉、赵银红、金双、钟盼，洛阳市第一职业中等专业学校尚彬、邹晓燕，辉县市职业中等专业学校姜红伟，开封文化旅游学校王国君，洛阳市第一职业中等专业学校张林林，内乡县职业中等专业学校张国华。全书架构设计与统稿由乔云霞、付庚昌完成，全书由郭国侠、李守刚审稿。

鉴于编者水平有限，书中错误与不妥之处在所难免，敬请专家和读者指正。

为方便教师教学，本书配有相关教辅资料，请登录华信教育资源网免费注册后下载。如有问题请在网站留言板留言或与电子工业出版社联系（E-mail:hxedu@phei.com.cn）。

编 者

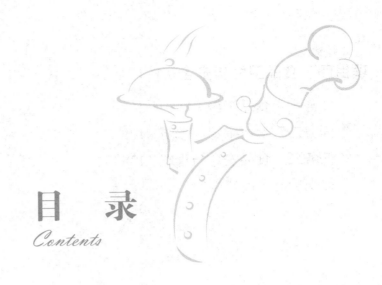

目　录
Contents

项目一　营养素与能量

任务一　糖　　类

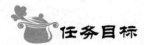

任务目标

能力目标
● 能够准确辨别常见食物中所含糖类的类别

知识目标
● 了解：糖类的组成和分类
● 熟悉：糖类的生理功能
● 掌握：重要的单糖、低聚糖和多糖的相关知识

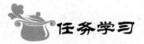

一、分类

说起糖，就会让人立刻想起各种各样好吃的糖果，如奶糖、水果糖、麦芽糖、棉花糖、橡皮糖等。这里要学习的糖类包含的种类很多，糖果只是生活中人们对糖类中的单糖、双糖（蔗糖、甜菜糖）的称呼。

那么，什么是糖类呢？其实，糖类是自然界中最丰富的能量物质，主要由碳（C）、氢（H）、氧（O）三种元素构成。由于人们早期发现的一些糖类的分子式中 H 和 O 的原子数比为 2∶1，与水的分子式相同，因此，这些糖类也称碳水化合物。在自然界中，大多数糖类是由植物利用 CO_2 和 H_2O，经光合作用形成的，分为单糖、低聚糖和多糖三大类。

（一）单糖

单糖是指不能水解为更小分子的糖类。最重要的单糖是葡萄糖和果糖，其中以葡萄糖最为常见。

1．葡萄糖

葡萄糖是自然界中分布最广的单糖之一，广泛分布于各种植物中。动物的血液、脑脊液和淋巴中都含有葡萄糖，血液中的葡萄糖称为血糖。葡萄糖可用于为烘烤的食品增色和提高货架期，如制作面包、饼干、糕点、糖渍食品等时经常使用葡萄糖。

2．果糖

果糖是自然界糖类中最甜的糖之一，是天然甜味剂的重要来源。果糖也是自然界中重要的单糖，几乎总是和葡萄糖共存于植物中，在水果的果实和蜂蜜中以游离状态存在。果糖的甜度高、风味好、吸湿性强，在食品制作过程中被广泛使用，如糖果、甜奶粉等。

（二）低聚糖

低聚糖又称寡糖，是少数单糖（2～9个单糖分子）缩水后的聚合物。自然界中重要的低聚糖有二糖（双糖）和三糖等。在一定的条件下，低聚糖可以分解为单糖。重要的低聚糖有蔗糖、麦芽糖和乳糖等。

1．蔗糖

人类日常食用的糖主要是蔗糖。甘蔗、甜菜、胡萝卜和有甜味的果实（如香蕉、菠萝等）中都富含蔗糖。生活中常见的绵白糖、砂糖和红糖都是蔗糖。蔗糖甜度高，是传统的甜味剂。

2．麦芽糖

麦芽糖大量存在于发芽的谷粒，特别是麦芽中。面团发酵或甘薯蒸烤时会生成麦芽糖，生产啤酒所用的麦芽汁中的糖类的主要成分就是麦芽糖。麦芽糖的甜度介于蔗糖和乳糖之间，口感柔和。

3．乳糖

乳糖主要存在于动物的乳汁中，在乳类之外的其他食品原料中很难找到乳糖。乳糖不是很甜，可以被乳酸菌发酵成乳酸，制作酸奶就利用了这一原理。

（三）多糖

多糖是由10个以上的单糖分子，通过糖苷键连接缩水而形成的大分子糖类。天然糖类绝大多数是以多糖的形式存在的，多糖主要有淀粉和膳食纤维。大多数多糖没有甜味。在一定条件下，多糖可以水解为单糖和低聚糖。

在多糖中，与人类关系最为密切的是淀粉。淀粉是谷类和薯类食物中糖类的主要存在形式，是人类的主要食物。膳食纤维主要包括纤维素、半纤维素、果胶等，是植物类食物中不能被人体消化吸收的多糖。膳食纤维虽然不能被人体利用，但对人体健康有不可或缺的作用。

1．淀粉

淀粉分为直链淀粉和支链淀粉。其中，直链淀粉占总淀粉量的20%～30%。淀粉主要存在于植物的种子（如小麦、大米、玉米）、块根（如薯类）、块茎（如马铃薯）和果实中。

不同来源的淀粉中所含的直链淀粉和支链淀粉比例不同。例如，玉米淀粉中含有约26%的直链淀粉，马铃薯淀粉中含有约20%的直链淀粉，糯米中的淀粉全部为支链淀粉。粮食中的直链淀粉与支链淀粉的百分含量如表1-1所示。

表 1-1　粮食中的直链淀粉与支链淀粉的百分含量

粮食种类	直链淀粉（%）	支链淀粉（%）	粮食种类	直链淀粉（%）	支链淀粉（%）
粳米	17	83	高粱	27	73
糯米	0	100	皱皮豌豆	75	25
小麦	24	76	圆皮豌豆	30	70
甜玉米	70	30	甘薯	20	80
玉米	26	74	马铃薯	22	78
糯玉米	0	100			

（1）糊化与溶解。将淀粉与冷水混合后不断搅拌形成的乳状悬浮液称为"淀粉乳"。若停止搅拌，则淀粉会慢慢下沉，这是因为淀粉不溶于冷水。若将淀粉乳加热到一定温度，则变成黏稠液体，停止搅拌后不会沉淀，这种现象称为"淀粉的糊化"，这个过程中生成的黏稠液体称为"淀粉糊"。

（2）淀粉的凝沉现象。稀淀粉糊缓慢冷却并放置一段时间后产生沉淀的现象称为"淀粉的凝沉"，又叫"淀粉糊的回生"。在日常生活中，热饭冷后变硬、稀饭冷后变稠、馒头冷后变硬、面包的陈化等现象都是淀粉凝沉的结果。

淀粉的应用极为广泛：在食品生产过程中，可以作为原料；在糖果制作过程中，可以作为填充剂；在雪糕及罐头制作中，可以作为增稠剂，以提高制品的结着性和持水性；在饼干生产过程中，可以用于降低饼干的面筋浓度和调节面筋膨润度，以解决饼干胚收缩变形的问题。

2．膳食纤维

膳食纤维是自然界中分布最广、最常见的一种多糖，如树胶、海藻多糖等，是一类非淀粉多糖化合物，主要包括纤维素、半纤维素、果胶及亲水胶体物质。

膳食纤维虽然不能被人体消化吸收，但具备以下功能和作用。

（1）控制体重。纤维素进入消化道内，在胃内吸水膨胀，缠裹部分食物脂肪，通过粪便排出体外，从而可以减少人体对脂肪的消化和吸收，起到减肥的作用。

（2）防止便秘。纤维素在消化道内吸水膨胀，从而增加粪便的体积，使粪便易于排出体外，进而能够有效地防止便秘。

（3）预防癌症。纤维素能够预防结肠癌和直肠癌，其主要原因在于纤维素能够刺激肠道蠕动，缩短食物残渣在肠道内的滞留时间，减少有害细菌和毒素对肠道的刺激，从而减少诱发癌症的机会。另外，纤维素能使粪便膨胀，使粪便中有一定的氧气，因此有利于好氧细菌的繁殖，从而抑制厌氧细菌的生长，减少由厌氧细菌合成的亚硝胺等致癌物质，故能有效抑制癌症的发生。

（4）预防冠心病。冠心病的发病与胆固醇的摄入量有关。纤维素在肠道内能够与胆固醇的代谢产物胆酸结合成复合物后排出体外，从而减少人体中胆固醇的摄入量。纤维素在减少人体对有害物质吸收的同时也减少了人体对营养物质的吸收。另外，纤维素对消化道有刺激作用，大量摄入纤维素会加重胃肠道溃疡患者的病情，也会影响人体对铁、锌、钙、镁等矿物质的吸收。

二、生理功能

糖类在人体中具有如下几种重要的生理功能。

1. 氧化供能

糖类是人体最主要的供能物质。1g 葡萄糖在人体内被完全氧化为 CO_2 和 H_2O 时可释放 16.7kJ（4kcal）能量。虽然糖类与其他营养素相比不是产能最多的，但是糖类可以在人体内部较快地释放能量，以满足机体生命活动对能量的需要。

2. 构成细胞组织

糖类是构成细胞组织的重要物质，每个细胞均含有 2% ~ 10% 的糖类，这些糖类在细胞内以糖脂、糖蛋白和蛋白多糖的形式存在。

3. 节约蛋白质

当人体摄入足量糖类时，就不需要再动用蛋白质来提供能量。

4. 抗生酮作用

当脂肪代谢不彻底时就会产生过多的酮体，而酮体过多就会导致人体出现酮血症和酮尿症，而膳食中充足的糖类可防止酮体的产生。

5. 增强肠道功能

糖类，尤其是膳食纤维，能够刺激肠道蠕动，增强肠道功能。

6. 保护肝脏和解毒

糖类对人体还有保护肝脏和解毒的作用。

三、食物来源

糖类以多种形式存在于很多食物中，甚至人体自身都含有糖类。部分常见食物中糖类的含量及其存在形式如表 1-2 所示。

表 1-2　部分常见食物中糖类的含量及其存在形式

食物种类		糖类的含量	存在形式	食物举例
粮谷类		70% ~ 80%	以淀粉为主	小麦、大米、玉米等
豆类	杂豆类	约 55%	以淀粉为主	绿豆、豌豆等
	大豆	约 20%	多为膳食纤维和低聚糖	黑豆
鲜果类		5% ~ 20%	多为单糖或双糖，也富含膳食纤维	苹果、梨、香蕉等
坚果类	油脂类坚果	10% ~ 30%	以膳食纤维为主	核桃仁、花生、瓜子等
	淀粉类坚果	50% ~ 77%	以淀粉为主	栗子、白果、莲子等
蔬菜类	根茎类蔬菜	15% ~ 30%	以淀粉为主	甘薯、山药、土豆等
	其他蔬菜	5% 以下	以膳食纤维为主	韭菜、芹菜、白菜等
菌类		20% ~ 30%	主要是多糖，富含膳食纤维	银耳、香菇、蘑菇等

通常，人类摄取糖类的主要来源是谷类、根茎类食物（如图1-1所示），特别是谷类食物（如大米、小米、面粉、玉米等）中淀粉占70%～80%，动物类食物中只有肝脏含有糖原，乳制品中含有乳糖。膳食纤维含量丰富的食物有蔬菜、鲜果、杂粮和豆类。人类每天应摄取一定的含膳食纤维的食物，但摄入过多的膳食纤维会影响其他营养素的消化和吸收，还会导致腹胀不适。

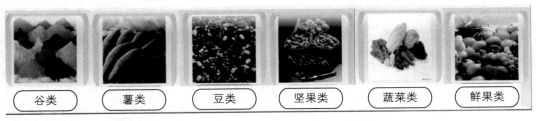

| 谷类 | 薯类 | 豆类 | 坚果类 | 蔬菜类 | 鲜果类 |

▲图1-1　糖类的食物来源

？ 想一想

1. 糖类都是甜的吗？

2. 新鲜的大枣保存期很短，为什么制成蜜枣后可保存较长时间？

？ 做一做

1. 淀粉是人们日常生活中最重要的食物之一，可以加工成许多食品，如面条、馒头、面包、点心等。那么，在烹饪过程中淀粉到底发生了怎样的变化呢？请观察并记录下来。

2. 在烹饪过程中观察白糖、麦芽糖、蜂蜜在不同温度下的颜色变化，并记录下来。

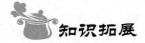 **知识拓展**

日常生活中的糖

糖类是人体所必需的营养素，和蛋白质、脂肪一起组成了人体三大产能营养素。根据我国居民的饮食习惯和生理需要，我国居民所需热能的10%～15%应由蛋白质提供，20%～30%应由脂肪提供，55%～65%应由糖类提供。由此可知，糖类是人类最主要的能源物质。

蜂蜜是一种营养丰富的食物。蜂蜜中的主要成分是糖类，占总量的75%以上。蜂蜜中含有约35%的葡萄糖和40%的果糖。蜂蜜中的葡萄糖和果糖容易被人体吸收。服用蜂蜜可促进消化吸收、增进食欲、镇静安眠、提高机体免疫力。

日常生活中的白糖、红糖、冰糖都是从甘蔗或甜菜中提取的，这些糖的主要成分都是蔗糖。红糖是蔗糖和糖蜜的混合物，一般指甘蔗经榨汁、浓缩形成的带蜜糖，红糖里的蔗糖含量在89%以上。除蔗糖和糖蜜外，红糖还含有维生素和微量元素，营养比白糖要高很多，有一定的药用价值。白糖是由甘蔗或甜菜榨出的糖蜜制成的精糖，它的蔗糖含量在98%以上。冰糖是白糖的结晶，它的蔗糖含量在99.7%以上。

淀粉质原料主要包括谷类和薯类，谷类主要有高粱、大米、玉米、大麦、小麦等；薯类主要有甘薯、马铃薯和木薯等。食醋是淀粉质原料经淀粉糖化、酒精发酵、醋酸发酵、后熟陈酿酿制而成的一种酸性调味品。酱油是淀粉质原料经微生物酶解成简单的糖类物质，再经酵母、细菌发酵酿制而成的调味品。

啤酒的酿造原料为大麦芽和其他谷类。白酒的生产原料也是谷类，如高粱、大麦、小麦、豌豆等。甜酒酿多以糯米为原料，拌入酒曲发酵而成。黄酒是以糯米、粳米、黍米为原料，经过不同种类的微生物的共同作用酿制而成的一种酒类。

纤维素含量较高的食物有粗粮、麸子、蔬菜、豆类等。目前，国内的植物纤维食品多是用米糠、麸皮、甜菜屑、南瓜、玉米皮及海藻类植物等制成的，对降低血糖、血脂有一定的作用。建议糖尿病患者适当地多食用豆类和新鲜蔬菜等富含纤维素的食物。

任务二 蛋白质

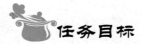 **任务目标**

能力目标
● 能够评价常见食物中蛋白质的营养价值

知识目标
● 了解：蛋白质的食物来源
● 熟悉：蛋白质的生理功能
● 掌握：影响蛋白质营养价值的因素

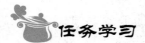 **任务学习**

一、分类

蛋白质是一切生命的物质基础，是生物体最重要的组成成分，是人体组织更新和修补的主要原料。可以说，没有蛋白质就没有生命。

既然蛋白质这么重要，那么到底什么是蛋白质呢？它由什么组成，且对机体有什么作用呢？

"蛋白质"这一名称最早是由瑞典化学家永斯·贝采利乌斯（Jöns Jakob Berzelius）于1838年提出的。现在一般认为，蛋白质是由氨基酸通过肽键连接形成的具有一定空间结构的有生理活性的大分子。蛋白质含有碳、氢、氧、氮和少量的硫。有些蛋白质还含有其他一些元素，主要包括磷、铜、铁、锰、碘、锌、镁、钙和钼等。这些元素在蛋白质中含量的百分比分别为碳50%、氢7%、氧23%、氮16%、硫0%～3%，其他为微量。

机体的神经、肌肉、组织器官、血液、皮肤、指甲和毛发中都含有蛋白质。成年人体内的蛋白质含量为 16% ~ 19%。如果机体长期缺乏蛋白质，就会出现浮肿，严重的甚至会影响生理功能，直至危及生命。如果长期摄入蛋白质过多，则会打破体内的氮平衡，给人体造成过重负担，可导致体内代谢失调、痛风等。

（一）蛋白质的分类

蛋白质由 20 多种氨基酸组成。基于氨基酸组成的数量和排列顺序不同，人体中的蛋白质种类多达 10 万种以上。它们的结构、功能千差万别，形成了生命的多样性和复杂性。

蛋白质是复杂的大分子，其种类繁多。蛋白质的分类方法也有很多种，但最常用的方法是根据蛋白质的不同结构，将蛋白质分为单纯蛋白质、结合蛋白质。单纯蛋白质是只含有氨基酸而不含有其他化学成分的蛋白质，自然界中的许多蛋白质都属于此类。结合蛋白质由单纯蛋白质和其他化合物结合构成，被结合的其他化合物通常称为结合蛋白质的非蛋白部分（辅基）。结合蛋白质按其非蛋白部分的不同可分为核蛋白（含核酸）、糖蛋白（含多糖）、脂蛋白（含脂类）、磷蛋白（含磷酸）、金属蛋白（含金属）及色蛋白（含色素）等。

根据食物蛋白质所含氨基酸的种类和数量可将食物蛋白质分为三类，完全蛋白质、半完全蛋白质和不完全蛋白质。完全蛋白质是一类优质蛋白质，所含的人体必需氨基酸种类齐全、数量充足、比例适当。这类蛋白质不仅可以维持人体健康，还可以促进人体的生长发育。豆腐、奶、蛋、鱼、肉中的蛋白质都属于完全蛋白质。半完全蛋白质所含氨基酸的种类虽然齐全，但其中某些氨基酸的数量却不能满足人体的需要。靠它们可以维持生命，但不能促进人体的生长发育。例如，小麦中的麦胶蛋白便是半完全蛋白质。不完全蛋白质不能提供人体所需的全部必需氨基酸，单纯靠它们既不能促进人体的生长发育，也不能维持生命。例如，肉皮中的胶原蛋白便是不完全蛋白质。

（二）氨基酸的分类

目前，从各种生物体中发现的氨基酸已达 180 多种，但是参与蛋白质组成的常见氨基酸只有 20 多种，这 20 多种氨基酸称为基本氨基酸。蛋白质是生命活动的基础，氨基酸是构成蛋白质分子的基本单位。根据其在人体中的生物功能不同，氨基酸分为必需氨基酸、非必需氨基酸和条件必需氨基酸。必需氨基酸是人体不能合成或合成速度不能满足机体需要，必须从食物中直接获得的氨基酸，成年人所需的必需氨基酸有 8 种，分别为赖氨酸、苏氨酸、色氨酸、缬氨酸、亮氨酸、异亮氨酸、苯丙氨酸、蛋氨酸。此外，对于婴儿，组氨酸也是必需氨基酸。非必需氨基酸是人体自身可以合成或可通过其他氨基酸转变来满足机体需要的氨基酸，如谷氨酸、丙氨酸、甘氨酸等。条件必需氨基酸在人体内可由其他必需氨基酸转变而成，如果膳食中直接提供条件必需氨基酸，如半胱氨酸和酪氨酸，则人体对必需氨基酸的需要可以减少，从而达到节约必需氨基酸的效果。

有些食物蛋白质中虽然含有种类齐全的必需氨基酸，但是这些必需氨基酸的模式和人体蛋白质的氨基酸模式差异较大。如果食物蛋白质中的一种或几种必需氨基酸的含量相对较低，则会导致其他的必需氨基酸在体内不能被充分利用而造成浪费，导致其蛋白质的营养价值降低，这种含量相对较低的必需氨基酸称为限制氨基酸，如谷物中的赖氨酸、蛋氨酸、苏氨酸和色氨酸，大豆、花生、牛奶、肉类中的蛋氨酸等。

（三）食物蛋白质营养价值的评价

评价食物蛋白质营养价值的指标一般有食物蛋白质的含量、蛋白质消化率、蛋白质的生物价值、蛋白质功效比值等。通过这些指标对食物蛋白质的营养价值进行分析，可以得出以下结论。

（1）动物类食物的蛋白质一般为完全蛋白质，其营养价值要高于植物类食物。其中，鸡蛋的蛋白质营养价值最高。

（2）大豆蛋白质为完全蛋白质，其营养价值接近动物类食物的蛋白质。

二、生理功能

生物体内的蛋白质种类繁多、分布广泛，在生物体的生命活动中起着重要的作用。蛋白质和氨基酸的功能如图 1-2 所示。

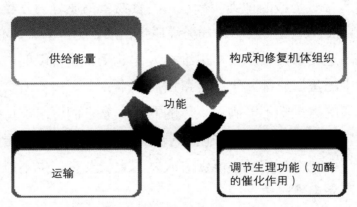

▲图 1-2　蛋白质和氨基酸的功能

（一）构成和修复机体组织

正常成年人体内所含蛋白质为人体体重的 16% ~ 19%。蛋白质是组成机体所有组织和细胞的主要成分，人体各组织、器官中无一不含蛋白质。机体的神经、内脏、血液、肌肉、骨骼、牙齿，甚至手指甲、脚指甲、头发中都含有大量的蛋白质；细胞中，除水分外，蛋白质约占细胞内物质的 80%。因此，蛋白质是人体不能缺少的构成成分。

人体每天从食物中摄取一定量的蛋白质，在消化道内被分解成各种氨基酸后被机体吸收，再通过血液循环送到身体各组织中，合成身体所需的各种蛋白质，用于更新和修复组织。成年人体内每天约有 3% 的蛋白质被更新。

（二）调节生理功能（如酶的催化作用）

酶是生物催化剂，从酶的组成、结构、理化性质等方面来看，酶是一种特殊的蛋白质。生物体内的各种代谢反应都是在相应的酶的催化下进行的。例如，淀粉酶催化淀粉水解为葡萄糖和糊精，脲酶催化尿素分解为二氧化碳和氨等。

（三）运输

脊椎动物的红细胞中的血红蛋白和无脊椎动物的血蓝蛋白在脊椎动物的呼吸过程中都起

着输送氧气的作用。血液中的脂蛋白随着血流输送脂质。在生物氧化过程中，某些色素蛋白，如细胞色素 C（cytochrome C）等起着电子传递体等作用。

（四）供给能量

蛋白质在人体内降解为氨基酸后，可直接或间接进入三羧酸循环氧化分解，同时释放能量。例如，1g 食物蛋白质在人体内约产生 16.7kJ（4kcal）的能量，是人体能量的来源之一。人体每天所需要的能量有 10% ~ 15% 来自蛋白质。

三、食物来源

人体中蛋白质的主要食物来源有动物类和植物类两类。动物类食物包括各种肉类、乳类、蛋类、鱼贝类等，植物类食物包括花生、大豆、谷类等，如图 1-3 所示。

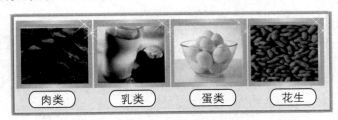

| 肉类 | 乳类 | 蛋类 | 花生 |

▲图 1-3 蛋白质的主要食物来源举例

蛋白质含量较高的食物包括动物肝脏、蛋类、瘦肉、豆类和豆制品、乳类和乳制品等。动物类食物中鸡肉、鸭肉、鱼肉的蛋白质含量最高，牛肉和羊肉的蛋白质含量相对高于猪肉；植物类食物中，蛋白质含量中等的有米、面等谷类食物，瓜果、蔬菜等的蛋白质含量较少。

为改善膳食中蛋白质的质量，在膳食中应保证含有一定数量的完全（优质）蛋白质。一般要求动物蛋白质和大豆蛋白质应占膳食中蛋白质总量的 30% ~ 50%。由于植物蛋白质往往缺少赖氨酸、蛋氨酸、苏氨酸和色氨酸等必需氨基酸，所以其营养价值相对较低。两种或两种以上食物蛋白质混合食用，可充分发挥氨基酸的互补作用，从而可以提高其营养价值。

？ **想一想**

一盒纯牛奶和一个鸡蛋相比，谁的营养价值更高呢？

？ **做一做**

请分析一下，你经常吃的食物是否富含蛋白质。

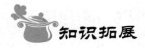 **知识拓展**

劣质乳粉事件

从2003年5月起，安徽阜阳地区相继出现婴幼儿因饮用劣质乳粉而腹泻、重度营养不良等情况。据统计，自2003年5月以来，该地区婴幼儿因食用劣质乳粉出现了营养不良综合征171例、死亡13例。事后，《汕头都市报》（目前已休刊）和阜阳电视台率先报道了此事，引起了有关部门的高度重视，在社会上影响极深。后又在淮安等地发现了因喝劣质乳粉而出现的

"大头娃娃"。

原卫生部、中国疾病预防控制中心和北京市疾病预防控制中心对劣质乳粉检测的结果表明，劣质乳粉是由淀粉、蔗糖等全部或部分替代乳粉，再用奶香精等添加剂进行调香、调味制成的。劣质乳粉中蛋白质等营养素含量低下是造成婴幼儿患病的重要原因。用这样的乳粉喂养婴幼儿，将会严重影响婴幼儿的生长发育。

任务三 脂 类

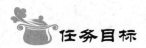 任务目标

能力目标
● 能够准确进行脂类的分类

知识目标
● 了解：脂类的分类
● 熟悉：脂类的生理功能
● 掌握：常见脂类的食物来源

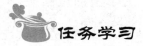 任务学习

一、分类

（一）脂类的分类

脂类也称脂质，是人体必需的营养素之一，主要含碳、氢、氧三种元素。脂类的特点是不溶于水，易溶于有机溶剂，并具有特殊的香味。脂类是食品加工的重要原料，包括脂肪和类脂。脂类的分类如图1-4所示。

1. 脂肪

脂肪又称甘油三酯，就是通常所说的动植物油脂。每个脂肪分子都是由三分子脂肪酸和一分子甘油组成的。脂肪酸的种类很多，由不同脂肪酸组成的脂肪对人体生理功能的作用有所不同。

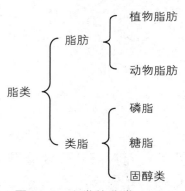

▲图1-4 脂类的分类

天然脂肪有两个来源：一是来自植物；二是来自动物。植物脂肪主要由不饱和脂肪酸组成，常温下呈液态，通常称为"油"，如花生油、菜籽油、芝麻油等。动物脂肪主要由饱和脂肪酸组成，常温下呈固态，通常称为"脂"，如牛脂、羊脂、猪脂等。对于正常人体而言，最理想的膳食脂肪构成为：

饱和脂肪酸：不饱和脂肪酸 =1：1

2. 类脂

类脂是一类在某些理化性质上与脂肪相似的物质，类脂和蛋白质结合形成脂蛋白，主要构成细胞中的核膜、线粒体膜和内质网膜等，在机体生命活动中起重要作用。

类脂由磷脂、糖脂和固醇类组成。

（1）磷脂。磷脂由脂肪酸、磷酸和含氮有机物组成，如卵磷脂、脑磷脂、神经磷脂等。

（2）糖脂。糖脂由糖类、脂肪酸和氨基乙醇组成，如脑苷脂、神经节苷脂等。磷脂和糖脂主要构成机体的脑髓和神经组织。

（3）固醇类。固醇类是一类相对分子量较大的化合物，如胆固醇、植物固醇、酵母固醇等。胆固醇可以构成类固醇激素和胆汁酸。

营养学上重要的脂类主要是脂肪，食物中的脂类 95% 是脂肪，5% 是类脂。在人体内储存的脂类中，脂肪高达 99%。

（二）必需脂肪酸

脂肪酸是构成脂类的基本成分，脂肪因其所含的脂肪酸链的长短、饱和程度及空间结构不同，而呈现不同的特性和功能。

食物中的脂肪进入人体后，经代谢转化为脂肪酸。另外，人体还可以合成多种脂肪酸。有些脂肪酸是人体不能合成的，但又是人体生命活动所必需的，因此只能从食物中获得，这些脂肪酸称为必需脂肪酸。

人体中的必需脂肪酸主要有亚油酸和 α－亚麻酸，它们具有重要的生理功能，如参与细胞构成、用于合成前列腺素、促进胆固醇代谢、维持正常视觉功能、加速细胞发育等。亚油酸和 α－亚麻酸主要来自植物脂肪，如花生油、菜籽油、橄榄油、大豆油等。常食用植物脂肪可为人体提供充足的必需脂肪酸。

二、生理功能

（一）脂类的生理功能

1. 供能和储能

脂肪是人体内的一种能量储备形式和主要供能物质。1g 脂肪在人体内可产生 37.7kJ（9kcal）的能量，而人体内多余的能量又以脂肪的形式储存下来。

2. 构成机体

脂肪是构成机体组织的重要组成成分。

3. 提供必需脂肪酸

脂肪为机体提供必需脂肪酸和多不饱和脂肪酸，以满足机体正常的生理需要。

4. 促进脂溶性维生素的吸收

脂溶性维生素可很好地溶于食物脂肪中，并随同脂肪在肠道内被吸收。

5. 维持体温和保护脏器

脂类能改善食品的感官性状，增加食品风味，促进食欲，还能增加饱腹感。同时，脂类还能维持体温和保护脏器。

（二）必需脂肪酸的生理功能

必需脂肪酸主要存在于植物脂肪中，具有许多生理功能。必需脂肪酸是组织细胞的组成部分，以磷脂的形式存在于线粒体和细胞膜中。必需脂肪酸是构成前列腺素的前体。同时，必需脂肪酸影响胆固醇代谢，可预防高脂血症和高胆固醇血症，并且可以保护皮肤、抵抗 X 射线的损害。必需脂肪酸能够改善血管功能，增强免疫力，影响精子的形成，影响婴幼儿脑髓神经的正常发育和智力发展。

三、食物来源

通常，动物脂肪含饱和脂肪酸较多，而植物脂肪含不饱和脂肪酸较多。植物脂肪有葵花籽油、大豆油、玉米油、花生油、芝麻油、米糠油等。

动物脂肪有奶油、蛋黄油、鱼脂、鱼肝油等。动物类食物中的肉类含脂肪量较高，禽类次之，鱼类较低，而肉类中的猪肉、羊肉含脂肪量较高，牛肉次之。

四、脂类的营养价值

评价脂类的营养价值有三个指标：第一个指标是脂肪的消化吸收率；第二个指标是脂溶性维生素的含量；第三个指标是脂类中必需脂肪酸的含量。其中，尤以第三个指标最为重要。一般来讲，动物脂肪含必需氨基酸较少，其营养价值不如植物脂肪。

？ 想一想

王明特别爱吃炸鸡翅，通过对脂类的学习，大家说说看，他怎么吃才能更健康呢？

？ 做一做

记录你经常吃的食物中含有多少脂肪。计算你每天摄入的脂肪能否满足身体的需求，如果不能满足，则应该采取什么措施呢？如果过多，则又应该采取什么措施呢？

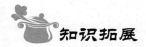

知识拓展

脂类食物的危害

含有脂类的食物有很多种，如果食用以下食物过多，则会对身体造成损害。

1. 油炸食品

油炸食品热量高，含有较高的油脂和氧化物质，经常进食这类食品易导致肥胖，是导致高脂血症和冠心病的最危险食品之一。食物在油炸过程中，往往会产生大量的致癌物质。研究表明，常进食油炸食品的人群，其部分癌症的发病率远远高于不吃或极少吃油炸食品的人群。

2. 肥肉和动物内脏类食物

虽然肥肉和动物内脏类食物中含有一定量的优质蛋白、维生素和矿物质，但它们含有的大量饱和脂肪酸和胆固醇，已经被确定为导致心脏病的最主要的两类膳食因素。现已明确，长期大量进食动物内脏类食物会大幅度增加心脑血管疾病和恶性肿瘤（如结肠癌、乳腺癌）的患病风险。

3. 奶油制品

经常进食奶油制品会导致体重增加，甚至出现血糖和血脂升高等症状。饭前食用奶油蛋糕等食品，还会降低食欲。食物中的高脂肪和高糖成分会影响胃肠排空，甚至导致胃食管反流。很多人在空腹进食奶油制品后会出现反酸、胃灼热等症状。

4. 方便面

方便面属于高盐、高脂、低维生素、低矿物质类食品。我们不宜多食用方便面，因为一方面，其盐分含量较高，会增加肾负荷，并会造成血压升高；另一方面，其含有一定的人造脂肪（反式脂肪酸），对心脑血管有相当大的负面影响。另外，方便面含有防腐剂和香精，可能对肝脏等器官有潜在的不利影响。

5. 冷冻甜点

冷冻甜点因含有较多的奶油，易导致肥胖；又因其高糖，会导致食欲降低；还因为温度低而可能刺激胃肠道。

任务四　维生素和矿物质

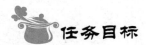
任务目标

能力目标
● 能够准确掌握常见食物中所含的维生素和矿物质的种类及其功能

知识目标
● 了解：维生素和矿物质的定义
● 熟悉：维生素和矿物质的种类及其生理功能
● 掌握：维生素和矿物质的食物来源

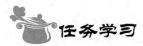
任务学习

一、维生素

维生素（Vitamin）又称维他命，是维持人体生命活动所必需的一类有机小分子物质，能够促进人体生长发育，并且对调节物质和能量代谢具有重要作用，是保持人体健康的重要活性物质。维生素的种类很多，化学结构和理化性质各不相同。

维生素在人体内的含量很少，但它们在人体生长、代谢、发育过程中发挥着重要的作用。维生素大多不能在人体内直接合成或合成量不足以供人体使用，储存量也较少。因此，维生素必须经常由食物供给。虽然人体对维生素的需求量较少，但如果长期摄入量不足或过多，就会影响人体的正常生理功能，严重缺乏者会引发维生素缺乏症。不同的食物所含的维生素的种类和数量差异较大，并且有些维生素在烹饪过程中容易受到破坏。因此，合理地选择食物，选择正确的加工和烹调方法，对保证人体获得足够的维生素是至关重要的。

维生素种类较多，按其溶解性可分为脂溶性维生素和水溶性维生素两大类。脂溶性维生素包括维生素 A、维生素 D、维生素 E、维生素 K 四种；水溶性维生素包括维生素 B、叶酸、泛酸、烟酸、生物素和维生素 C 等九种。此外，还有类维生素物质，如胆碱等。

（一）脂溶性维生素

1. 维生素A与类胡萝卜素

人体中的维生素 A 来源于动物类食物中的视黄醇和植物类食物中的类胡萝卜素。类胡萝卜素为维生素 A 的前体物质，能够在体内转变成视黄醇，故称维生素 A 原。类胡萝卜素中最重要的是 β 胡萝卜素。

（1）生理功能。维生素 A 又称视黄醇或抗眼干燥症维生素。视黄醇当量（RE）表示膳食或食物中全部含有视黄醇活性物质（包括维生素 A 和维生素 A 原）的总量（μg）。维生素 A 不仅与人的视觉有关，还能促进人体生长发育，其生理功能如图 1-5 所示。

（2）食物来源。含有维生素 A 的食物有很多，如动物肝脏、蛋黄、奶油、小白菜、西蓝花、南瓜、杧果、鱼肝油等，尤以鱼肝油中含量最多，如图 1-6 所示。

（3）参考摄入量。成年男性每天 800μgRAE、成年女性每天 700μgRAE。

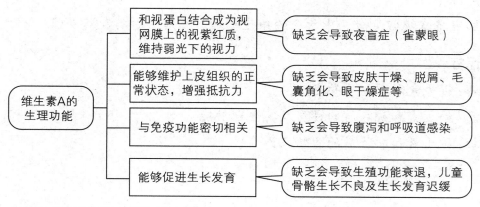

▲图 1-5　维生素 A 的生理功能

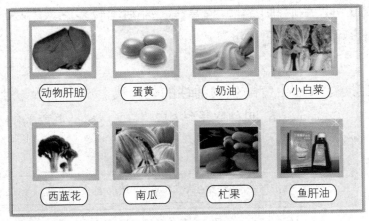

▲图 1-6 维生素 A 的食物来源举例

2. 维生素D

维生素 D 主要包括维生素 D_2（麦角钙化醇）和维生素 D_3（胆钙化醇）两种，如图 1-7 所示。

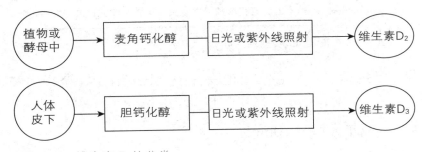

▲图 1-7 维生素 D 的分类

（1）生理功能。维生素 D 的生理功能如图 1-8 所示。

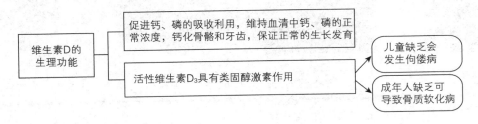

▲图 1-8 维生素 D 的生理功能

（2）食物来源。天然食物中的维生素 D 含量很少，主要存在于鱼肝油、动物肝脏、乳类、奶油、蛋类中，如图 1-9 所示。

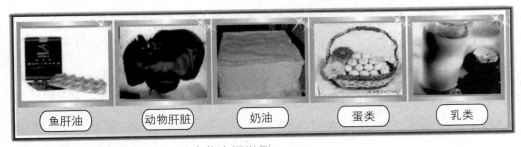

▲图 1-9 维生素 D 的食物来源举例

日光直接照射皮肤可产生胆钙化醇，通常在户外活动较多的人不易缺乏维生素D。

（3）参考摄入量。成年人每天 10μg。

3. 维生素E

维生素 E 是一组具有 α - 生育酚生物活性的化合物。在自然界以生育酚和三烯生育酚的形式存在，各有 α、β、γ、δ 四种化学结构。其中，α - 生育酚的活性最强。

（1）生理功能。维生素 E 的生理功能如图 1-10 所示。

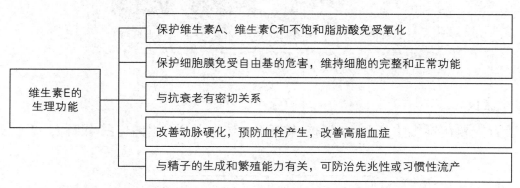

▲图 1-10　维生素 E 的生理功能

（2）食物来源。维生素 E 广泛存在于植物种子、某些谷类、坚果类和绿色蔬菜中，如图 1-11 所示。

（3）参考摄入量。成年人每天 10mg。

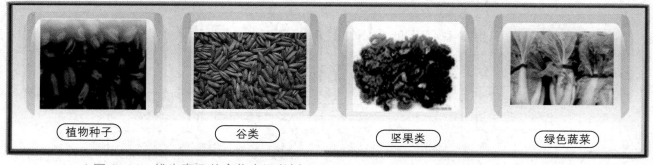

▲图 1-11　维生素 E 的食物来源举例

（二）水溶性维生素

1. 维生素C（抗坏血酸）

（1）生理功能。维生素 C 的生理功能如图 1-12 所示。

（2）食物来源。维生素 C 主要来源于新鲜蔬菜及水果，如图 1-13 所示。

（3）参考摄入量。成年人每天 100mg。

2. 维生素B_1（硫胺素）

（1）生理功能。维生素 B_1 的生理功能如图 1-14 所示。

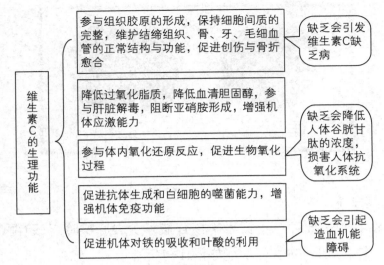

▲图 1-12　维生素 C 的生理功能

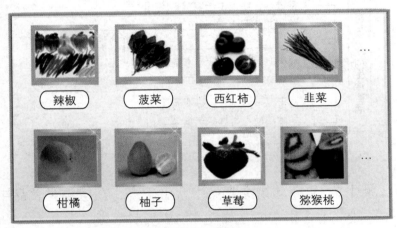

▲图 1-13　维生素 C 的食物来源举例

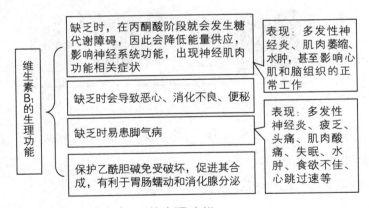

▲图 1-14　维生素 B_1 的生理功能

（2）食物来源。维生素 B_1 在谷类种子外皮及胚芽、豆类、坚果类、瘦肉和动物内脏中含量最丰富，蔬菜中的维生素 B_1 含量较水果中的更多，如图 1-15 所示。细粮中的维生素 B_1 因碾磨过精而损失较多，烹饪时加碱或用高压锅蒸煮，都会使维生素 B_1 遭到破坏。

（3）参考摄入量。成年男性每天 1.4mg、成年女性每天 1.2mg。

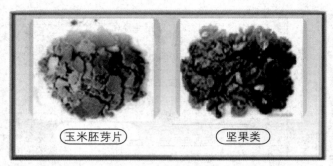

▲图 1-15　维生素 B₁ 的食物来源举例

3. 维生素 B₂（核黄素）

维生素 B₂ 在自然界中主要存在于黄素单核苷酸和黄素腺嘌呤二核苷酸两种辅酶中。

（1）生理功能。维生素 B₂ 的生理功能如图 1-16 所示。

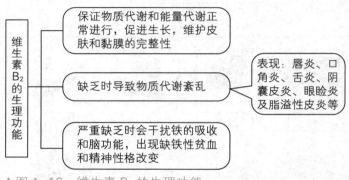

▲图 1-16　维生素 B₂ 的生理功能

（2）食物来源。维生素 B₂ 在动物类食品中含量较高，在植物类食品中以豆类和绿叶蔬菜含量较高，谷类和一般蔬菜含量较低，如图 1-17 所示。

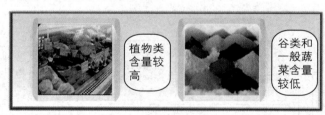

▲图 1-17　维生素 B₂ 的食物来源举例

（3）参考摄入量。成年男性每天 1.4mg、成年女性每天 1.2mg。

4. 烟酸（维生素PP、尼克酸）

（1）生理功能。烟酸的生理功能如图 1-18 所示。

（2）食物来源。烟酸在食物中分布较广，如图 1-19 所示。

二、矿物质

在营养学中，矿物质是指食物或机体组织燃烧后残留在灰分中的化学元素。任何一种必需元素，或者被列入大量矿物质，或者被列入微量矿物质，这取决于它们在膳食中的需要量。在人体内的各种元素中，除碳、氢、氧、氮主要以有机物形式存在外，其余的各种元素统称为矿物质或无机盐。

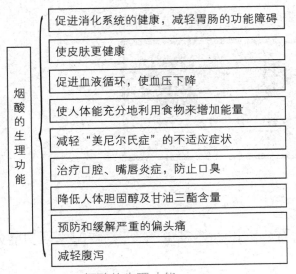

烟酸的生理功能	促进消化系统的健康，减轻胃肠的功能障碍
	使皮肤更健康
	促进血液循环，使血压下降
	使人体能充分地利用食物来增加能量
	减轻"美尼尔氏症"的不适应症状
	治疗口腔、嘴唇炎症，防止口臭
	降低人体胆固醇及甘油三酯含量
	预防和缓解严重的偏头痛
	减轻腹泻

▲图 1-18　烟酸的生理功能

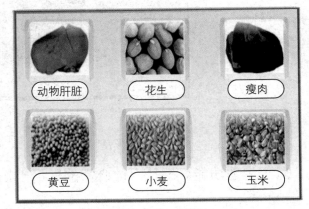

▲图 1-19　烟酸的食物来源举例

矿物质与有机营养素不同，它们既不能在人体内合成，也不能在机体代谢过程中消失（排泄除外），但在人的生命活动中却具有重要的作用。

（一）矿物质的种类

矿物质分为常量元素和微量元素。常量元素包括基本元素和常量矿物元素。基本元素包括氧、碳、氢、氮、硫、磷，通常是构成蛋白质、脂肪、糖类与核酸的主要成分，占人体内各种元素总重的 94%；常量矿物元素包括钙、钠、钾、氯、镁，通常是体液的重要组成成分。微量元素包括人体必需的微量元素、可能必需的微量元素，以及具有潜在毒性、低剂量时可能必需的微量元素。必需的微量元素包括碘、锌、硒、铜、铬、铁等；可能必需的微量元素包括锰、硅、硼、钒、镍等；具有潜在毒性、低剂量时可能必需的微量元素包括氟、铅、镉、汞、砷、铝、锡等。

（二）重要的矿物质

1. 钙（Ca）

（1）生理功能。钙是血液凝结、心脏和肌肉的收缩与弛缓、神经的兴奋与传递、细胞膜通透性的维持、多种酶的激活及体内酸碱平衡等不可缺少的物质。钙缺乏症是较常见的营养性疾病。钙的生理功能如图 1-20 所示。

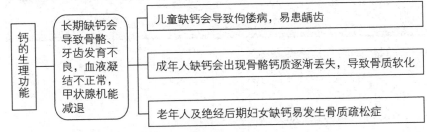

钙的生理功能	长期缺钙会导致骨骼、牙齿发育不良，血液凝结不正常，甲状腺机能减退	儿童缺钙会导致佝偻病，易患龋齿
		成年人缺钙会出现骨骼钙质逐渐丢失，导致骨质软化
		老年人及绝经后期妇女缺钙易发生骨质疏松症

▲图 1-20　钙的生理功能

（2）食物来源。乳类和乳制品中的钙含量和吸收率较高，是人体的理想钙源。虾皮、鱼、海带的含钙量较高，豆制品、芝麻酱也是钙的良好来源，绿叶蔬菜（如油菜、芹菜、雪里蕻）的含钙量也较高，如图 1-21 所示。

（3）参考摄入量。成年人每天800～1000mg。

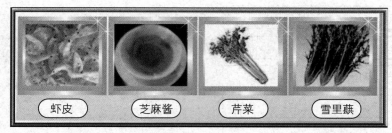

▲图1-21 钙的食物来源举例

2. 磷（P）

（1）生理功能。磷是人体必需的常量矿物元素，约占人体总重的1%。磷的生理功能如图1-22所示。

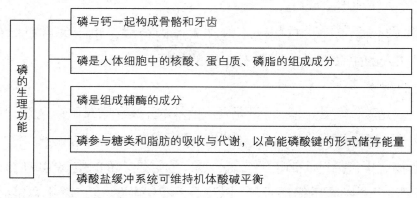

▲图1-22 磷的生理功能

（2）食物来源。磷广泛存在于食品中，很少有人缺磷。含磷量较高的食物主要有瘦肉、鱼类、蛋类、动物肝脏、海带、芝麻酱、板栗、坚果等，如图1-23所示。

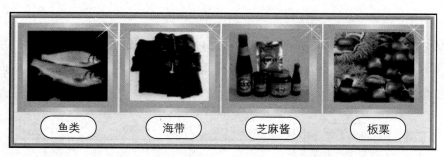

▲图1-23 磷的食物来源举例

3. 铁（Fe）

（1）生理功能。铁的生理功能如图1-24所示。

（2）铁的吸收与利用。食物中的铁以血红素铁和非血红素铁两种形式存在。血红素铁来自肉类、禽类、鱼类，人体吸收率在20%以上；非血红素铁来自植物类食物，人体吸收率为1%～5%。谷类中的植酸盐、草酸盐、过多的膳食纤维、茶中的鞣酸、咖啡等均会影响人体对铁的吸收。

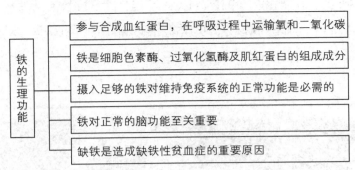

▲图1-24 铁的生理功能

（3）食物来源。易发生缺铁性贫血的人群必须额外补充亚硫酸铁、葡萄糖酸亚铁等铁剂。对面粉和酱油等食品进行铁强化，可使人体对铁的摄入量明显增加。铁强化谷物食品是婴幼儿重要的铁来源。铁的来源包括：丰富来源（如动物血、动物肝脏、鸡胗、动物肾、黑木耳、大豆、芝麻酱）；良好来源（如瘦肉、红糖、蛋黄、猪肾、干果）；一般来源（如鱼类、谷物、菠菜、豌豆、芥菜）。铁的食物来源如图1-25所示。

（4）参考摄入量。成年男性每天12mg、高龄妇女每天20mg。

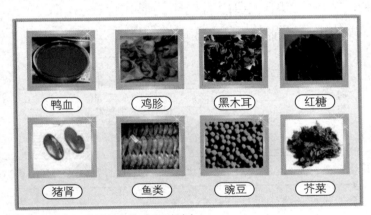

▲图1-25 铁的食物来源举例

4. 锌（Zn）

（1）生理功能。锌分布于人体的各个组织中，具有多种生理功能和营养作用。锌的生理功能如图1-26所示。人体缺少锌的表现包括儿童生长发育迟缓，身材矮小，性器官发育不良；味觉异常，异食癖，厌食；创伤组织难愈合。

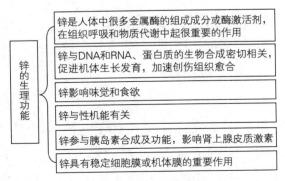

▲图1-26 锌的生理功能

（2）食物来源。膳食中的植酸、草酸，以及过量的膳食纤维、钙、铁都会降低锌的吸收率；半胱氨酸、组氨酸有利于锌的吸收。贝类等海产品、红色肉类、动物肝脏、海鱼及蛋类含锌丰富，植物类食品（如谷类胚芽、豆类、花生、核桃等）含锌也比较丰富，但吸收率低，如图1-27所示。

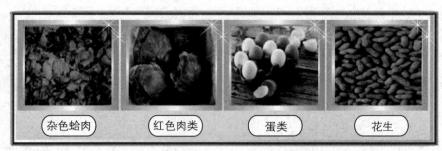

| 杂色蛤肉 | 红色肉类 | 蛋类 | 花生 |

▲图1-27　锌的食物来源举例

（3）参考摄入量。成年男性每天12mg、育龄妇女每天20mg。

5. 碘（I）

碘是人类首批确认的必需的微量元素之一。人体内含碘量为20～25mg，其中，70%～80%存在于甲状腺中。碘在组织中主要以有机碘的形式存在。

（1）生理功能。碘的生理功能如图1-28所示。

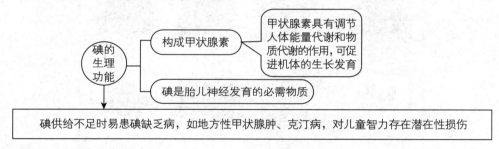

▲图1-28　碘的生理功能

（2）碘缺乏病（IDD）的防治。碘缺乏是世界上广泛存在的公共卫生问题。人体缺碘会导致甲状腺组织增生、腺体肿大，俗称大脖子病；孕妇缺碘会使胎儿生长迟缓，影响胎儿智力发育，造成发育障碍，易患地方性克汀病。碘的主要来源是碘盐，食用碘盐是防治碘缺乏病最方便、最有效的措施。海产品中海带和紫菜的碘含量最高。

6. 硒（Se）

（1）生理功能。硒的生理功能如图1-29所示。

（2）食物来源。富含硒的食物有动物内脏、海产品及肉类。不同产地的食物的硒含量差别很大，我国恩施地区的食物中硒含量很高。

7. 铜（Cu）

铜是人体中许多金属氧化酶的组成成分，具有促进结缔组织的合成，维护造血功能，维护中枢神经系统正常结构功能，促进黑色素合成，清除超氧负离子等作用。人体缺少铜时，会表现出贫血、中性粒细胞减少、骨质疏松、运动障碍等症状。肝脏、肾、瘦肉、坚果类和贝类等中的铜含量丰富。

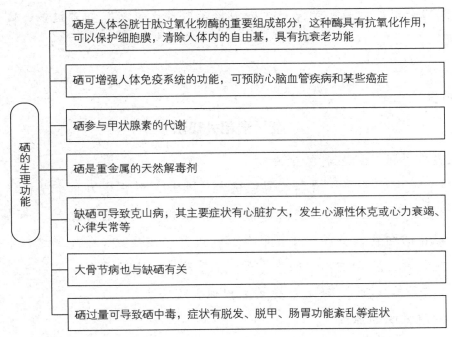

▲图 1-29　硒的生理功能

8. 氟（F）

氟的主要功能是增强骨骼与牙齿的结构稳定性，保护骨骼健康，防止龋齿发生。低氟地区的居民自饮用水和食物中摄入的氟不足时，会出现骨骼和牙齿发育不全，龋齿发病率高等症状。长期摄入过多的氟会引起人体代谢障碍，出现氟中毒症状（如氟斑牙、氟骨症等）。饮用水是氟的重要来源。含氟量高的食物有茶叶、红枣、莲子、海带和紫菜等。

9. 铬（Cr）

铬有促进胰岛素分泌的作用，可影响糖类、脂肪和蛋白质的代谢，是构成葡萄糖耐量因子的成分。啤酒酵母、肉类、海产品、谷类、豆类、花生、核桃等食物中铬的含量丰富，如图 1-30 所示。

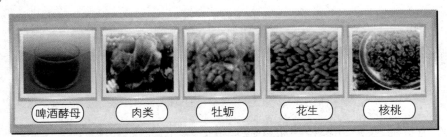

▲图 1-30　铬的食物来源

❓ 想一想

电视里经常播出维生素片和钙片的广告，通过对维生素的学习，你认为是通过吃水果和蔬菜补充维生素好，还是吃维生素片和钙片好呢？

❓ 做一做

记录你经常吃的食物中含有哪些维生素和矿物质。计算你自己每天摄入的维生素和矿物质能否满足身体的需求。如果不能满足，则应该采取什么措施？如果过多，则又应该采取什么措施？

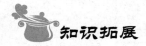 **知识拓展**

营养素相关知识

1. 中国人最容易缺乏的五种维生素

维生素A：保持皮肤、毛发、骨骼、黏膜的健康生长，增强视力和生殖机能。

维生素D：维生素D缺乏症通常发生在婴儿、孕妇和哺乳期妇女身上。

维生素B_1：现在的面食大多经过了精制加工，大部分维生素B_1在加工过程中损失掉了。

维生素B_2：在我国，膳食结构中的维生素B_2含量较少，尤其是在蔬菜淡季。

维生素C：最常见的维生素C缺乏症是牙龈出血、皮下点状出血。

2. 影响矿物质吸收的原因

食物种类的影响：动物类食品富含锌、铜、铁等必需的微量元素，其人体吸收利用率比较高；植物类食品中的矿物质元素，由于受植酸、纤维素及草酸的影响，所以不易被人体吸收。

离子间相互作用的影响：钙和锌在吸收过程中有相互竞争的特性。

具有潜在毒性、低剂量时可能必需的微量元素镉、汞、银会干扰铜的吸收，并且铅会干扰锌与铁的利用。

任务五 水和植物化学物质

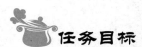 **任务目标**

能力目标

● 能够准确区分常见的各种含水食物的优缺点

知识目标

● 了解：植物化学物质的生理功能

● 熟悉：水的生理功能

● 掌握：水的食物来源

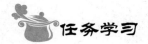

一、水

（一）水的生理功能

水的生理功能体现在如图 1-31 所示的四个方面。水是维持生命的重要物质，其作用仅次于氧气。同时，水是良好的溶剂和运输工具，并可以促进营养物质的代谢。可以说，如果没有水，就没有生命。人若缺水，仅能生存几天，最多十几天。水是人体的重要组成成分。一般情况下，成年男性体内水分占体重的 55% ~ 60%，成年女性为 50% ~ 55%，新生儿为 75% ~ 80%。水参与人体内各种生物化学反应，人体内营养物质的消化、吸收、排泄都和水息息相关。人体通过汗液的蒸发可以散发大量的热量，以维持人体正常的温度。水是体液的重要组成成分，在机体的关节、肌肉和内脏中起到润滑剂的作用，可以保护人体的组织器官。

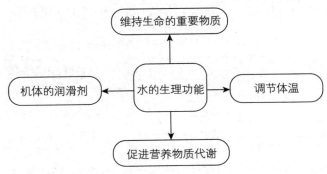

▲图 1-31 水的生理功能

（二）水的吸收与排出

正常情况下，人体排出的水量和摄入的水量是平衡的，人体内一般不储存多余的水，但也不缺水。成年人每消耗 4.18kJ（1kcal）能量时需水量为 1mL，考虑活动量、出汗量及肾溶质负荷等的变化，需水量增至 1.5mL/4.18kJ，孕妇每日需要额外增加水量 1000mL。通常，一个成年人一天的需水量为 2500mL，且排出的水分也大体相当，包括肾排尿、汗液蒸发、呼出水汽和粪便中的水分。

当人感到口渴时，说明身体已经开始缺水了，失水过多会影响机体正常的生理功能。因此，不要等到口渴时再喝水，而应该经常喝水。一次喝水量不宜过多，过量饮水会增加心脏和肾脏的负担；喝水的时间，宜放在清晨、两餐中间、睡前。影响人体需水量的因素有很多，主要包括体重、年龄、气候、膳食、体力活动强度及时间。人在减肥时，首先减掉的是水，然后是蛋白质，最后才是脂肪。

（三）水的来源

人体中的水主要来源于饮用水、食物水和代谢水，如图 1-32 所示。

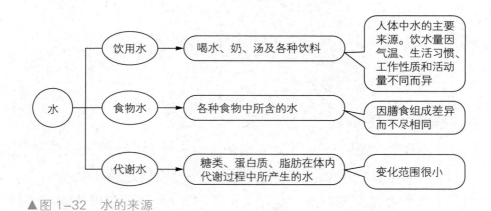

▲图 1-32　水的来源

二、植物化学物质

谷类、蔬菜、水果、豆类、坚果类等食物中，除含有人体所必需的营养成分外，还含有一些生物活性物质，能够起到防治心脑血管疾病和癌症等主要疾病的作用，称为植物化学物质。这些植物化学物质的生物活性容易被破坏，因此必须在种植、收割、加工、生产等环节注意保留。不同化合物类别中的主要的植物化学物质如表 1-3 所示。

表 1-3　不同化合物类别中的主要的植物化学物质

化合物类别	植物化学物质
萜类化合物	皂角苷、苎烯、柠檬苦素类化合物
有机硫化合物	异硫氰酸盐、二硫醇硫酮、二硫化二烯丙基
酚和多酚类化合物	肌醇、辅酶 Q10、核苷酸酚酸、类黄酮、异黄酮、茶叶多酚、单宁酸等

不同食物的颜色多种多样，其植物化学物质的种类和含量也不尽相同，但都在人体内大多发挥着抗氧化、抗衰老、预防心脑血管疾病和抗癌等一系列作用。人们在选择食物时，应尽量少选用动物类食物和精细的粮食，而应该选择颜色鲜艳的各种水果和蔬菜。常见食物的颜色及其功效如表 1-4 所示。

表 1-4　常见食物的颜色及其功效

食物的颜色	代表食物	植物化学物质	植物化学物质的功效
黄色	橘子、杧果、胡萝卜、南瓜、大豆、土豆、红薯等	类胡萝卜素	明显降低心脏病、癌症及老年黄斑病变的发病率
		异黄酮	预防疾病，如骨质疏松、心脏病等
绿色	青辣椒、西蓝花、甘蓝、白菜、菠菜等	叶绿素	抗突变作用
		异硫氰酸盐	选择性地诱导抗癌保护酶的生成
		吲哚	预防肠癌、胃癌、乳腺癌、肝癌等
		绿配质酸	阻止亚硝酸的毒性
紫红色	番茄、葡萄、西瓜等	番茄红素、单宁酸等	抵御自由基对细胞膜的侵袭，保护细胞并具有消炎作用

❓ 想一想

发烧时除打针外，也可以进行物理降温，并且还要多喝水，这是为什么？

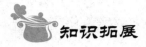 **做一做**

日常生活中的饮用水品种很多，问一问你身边的同学和朋友们，他们经常喝的是什么水？你能够给他们讲一讲选用哪种饮用水最健康吗？

![知识拓展图标] **知识拓展**

你了解这些饮料吗？

果汁饮料：果汁饮料按原汁纯度高低分为纯天然果汁、浓缩果汁、稀释果汁和清淡果汁四种。只有纯天然果汁和浓缩果汁是直接由水果榨出的原汁。

鲜乳：鲜乳是最有营养的饮料之一，含有丰富的蛋白质、矿物质及维生素。鲜乳宜于常饮，但不宜过量饮用。

运动型饮料：运动型饮料主要含盐分与电解质，适合运动后大量流汗时饮用。心脏或肾功能衰弱者不宜饮用。

碳酸饮料：碳酸饮料的主要成分是碳酸水、糖类及香料，添加不同的香精后可调制出各种不同的口味。

高纤维饮料：高纤维饮料的成分主要有聚糊精、柠檬酸、糖类及香料，能够促进肠胃蠕动，具有吸水性弱、热量低的特点。

啤酒：啤酒属于低醇饮料，含有维生素B族及氨基酸等营养成分，还含有一定量的糖类及酒精等，热量高。

茶水：茶水含有咖啡因，夜间饮用会影响睡眠。过量饮用茶水会使牙齿发黄或出现凹凸不平的斑点。

任务六　能　　量

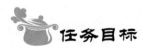 **任务目标**

能力目标
● 能够计算每天从食物中获取多少能量

知识目标
● 了解：能量的定义
● 熟悉：能量的作用
● 掌握：能量的食物来源

任务学习

人们平时怕冷是因为体内产生的热能太少了。那么，什么是热能呢？原来，人体摄入营养素后，经过消化和吸收会产生能量。一方面这些能量作为能源维持各种生命活动的正常进行；另一方面人体本身也不断地产生热量，这些热量一方面可以维持体温的恒定，另一方面还会不断地向外部环境中散发。

一、能量的作用

能量是人类赖以生存的基础，可用来维持各种生命活动的正常进行。人体所需的能量指的是人体维持生命活动（如内脏的活动、肌肉的收缩、维持体温及生长发育等）所需的热能。人们为了维持生命、生长、发育、繁殖后代和从事各种活动，每天必须从外界取得一定量的营养素和能量。

食物能量最终来源于太阳能，即由植物利用太阳能，通过光合作用，把 CO_2、H_2O 和其他无机物转变成有机物，供生命所需，同时将生命过程中的化学能直接或间接地保持在 ATP（三磷酸腺苷）的高能磷酸键中。

人体所需的能量通常主要由食物提供。食物含有的营养素中只有糖类、脂肪、蛋白质能够在体内产生能量，营养学上将这三种营养素称为"产能营养素"。这三种营养素占人体摄入总能量的百分比如图 1-33 所示。另外，酒中的乙醇也能提供较高的热能。

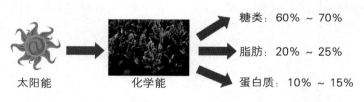

太阳能　　　化学能　　　糖类：60% ~ 70%　脂肪：20% ~ 25%　蛋白质：10% ~ 15%

▲图 1-33　"产能营养素"占人体摄入总能量的百分比

二、能量的单位

传统营养学中常用千卡（kcal）作为能量的单位；现在国际上通用将千焦（耳）（kJ）作为能量的单位。

其换算关系如下：

$$1 千卡（kcal）= 4.184 千焦（耳）（kJ）$$

$$1 千焦（耳）（kJ）= 0.239 千卡（kcal）$$

1kcal 指在 1 个大气压下将 1kg 水的温度升高 1℃所吸收的热量。

三、食物能值与生理能值

食物能值是指食物彻底燃烧时测定的能值，即"物理燃烧值"或"总能值"。 生理能值是指机体可利用的能值。在人体内，糖类和脂肪氧化的最终产物都是二氧化碳和水，与在人体外燃烧相同；而蛋白质在人体内的氧化并不完全，其最终产物有尿素、尿酸、肌酐等含氮物质，经由皮肤和尿液排出人体。人体对它们的消化、吸收情况不同（如纤维素不能被人体消化、吸收），故它们的生理能值与在人体外燃烧时稍有不同。它们的生理能值如下：1g糖类产生的能量为16.81kJ（约4kcal）；1g脂肪产生的能量为37.56kJ（约9kcal）；1g蛋白质产生的能量为16.74kJ（约4kcal）；1g乙醇产生的能量为29.29kJ（约7kcal）。不同营养素的食物能值和生理能值如表1-5所示。

表1-5 不同营养素的食物能值和生理能值

营养素（1g）	食物能值（体外燃烧）（kJ）（kcal）	消化吸收率（%）	生理能值（体内氧化）（kJ）（kcal）
糖类	17.16（4.1）	98	16.81（4）
脂肪	39.54（9.45）	95	37.56（9）
蛋白质	23.64（5.65）	92	16.74（4）

几种营养素的生理能值关系如下：

$$1g 脂肪 = 2.23g 糖类 = 2.24g 蛋白质$$

从表1-5中可以看出，同等质量下，脂肪提供的能量最多。

四、影响人体能量需求的因素

人体的能量需求是指正常人从食物中摄取的满足人体消耗所需的能量。成年人的能量消耗包括基础代谢、运动活动和食物热效应三个方面。对于儿童和孕妇、哺乳期妇女来说，还分别有生长发育和分泌乳汁等特殊生理消耗。影响基础代谢率的因素有年龄、体形、性别和生理状态等。通常，年纪越轻，基础代谢率越高；体形越瘦、越高，基础代谢率越高；男性比女性基础代谢率高；组织里的肌肉越多，基础代谢率越高；体温越高，基础代谢率越高；压力越大，基础代谢率越高；环境越冷或越热，基础代谢率越高；孕妇基础代谢率较高；越是空腹，基础代谢率越低；营养失调越严重或长期节食，基础代谢率越低。影响人体能量需求的因素如图1-34所示。

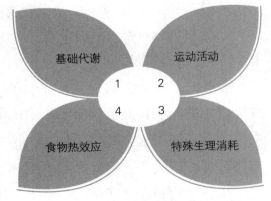

▲ 图1-34 影响人体能量需求的因素

（一）基础代谢

基础代谢是指人体在安静和恒温（一般为18～25℃）条件下，禁食12小时后，静卧、放松而又清醒时的能量消耗。此时的能量仅用于维持体温、呼吸、血液循环及其他器官的生理需要。基础代谢率是指单位时间内单位体表面积的能量消耗。基础代谢率受诸多因素影响，如性别、年龄、气候、内分泌等。通常，男性的基础代谢率比女性的高，儿童和青少年的基础代谢率比成年人的高，正常人在寒冷环境中的基础代谢率比在炎热环境中高。

（二）运动活动

人在日常生活和工作中，要从事各种运动活动，因此都会消耗一定的能量，并且这些能量在人体能量总需求中占主要部分。运动活动一般包括职业活动、社会活动、家务活动和休闲活动等。由于职业和生活方式不同，体力活动所消耗的能量有很大差别。

一般将劳动强度粗略地分为轻体力活动、中等体力活动、重体力活动三级，如表1-6所示。

表1-6 三级劳动强度的活动内容

劳动强度	活动内容
轻体力活动	在水平面上走动、打扫卫生、看护小孩、打高尔夫球、饭店服务等
中等体力活动	行走、除草、负重行走、打网球、跳舞、滑雪、骑自行车等
重体力活动	负重爬山、伐木、手工挖掘、打篮球、登山、踢足球等

（三）特殊生理消耗

婴幼儿、儿童和青少年的生长发育这种特殊生理消耗能量主要包括机体在生长发育中形成新的组织所需要的能量，以及新生成的组织进行新陈代谢所需要的能量。

（四）食物热效应

因摄食而引起能量的额外消耗称为食物热效应。

五、能量的食物来源与供给量

（一）能量的食物来源

人体所需要的能量主要来自食物中的糖类、脂肪和蛋白质。这三大产能营养素在人体内既各自起着特殊的生理作用，又互相影响，尤其是糖类和脂肪可以互相转化。摄入过多的糖类会导致脂肪的堆积。因此，合理的膳食要求三大产能营养素要有适当的比例。

食物产生能量的高低取决于它的能量密度，即每克食物所含的能量，一般含脂肪较多的食物产生的能量较高，如肥肉比瘦肉的脂肪含量高，因此产生的能量相对较高；蔬菜和水果中含膳食纤维与水分较多，含脂肪与蛋白质相对较少，因此产能低；大豆和坚果类中的花生、核桃等含油脂较多，因此产能也较高。人们应根据实际需要合理地选择食物，使人体所需的能量和各种营养素之间保持一定的平衡关系。

（二）能量的供给量

能量的摄入必须满足机体对能量的需求，成年人只要能量的摄入和消耗保持平衡，就能维持人体的健康和正常的生活、活动与劳动的需要。人体对能量的需求受劳动强度、年龄、性别、生理状况、气候和体形等因素的影响。

成年人的体重是评定膳食能量摄入适当与否的重要标志，如果能量摄入过多或不足，则体重将随之增加或减少，从而导致人体肥胖或消瘦。婴幼儿、儿童和青少年正在生长发育时期，其身高、体重和活动量均逐渐增加，所以只有能量的摄入量随之增高才能满足其生长发育的需要。人进入中年以后，人体基础代谢率下降，活动量减少，因而应减少能量的摄入量，以避免发胖。

不同人群的能量消耗和推荐摄入量各不相同，其标准请参见《中国居民膳食营养素参考摄入量》。

? 想一想

为什么人每天都需要睡觉？为什么人会疲倦？

? 做一做

计算自己每日的基础代谢，以及每天从膳食中获得了多少能量。

知识检测

一、选择题

1. 糖类是由（　　　）三种元素组成的。

   A. 碳、氢、氧　　　　　　　　　　　　　　B. 氮、氢、氧

   C. 氯、氢、氧　　　　　　　　　　　　　　D. 氟、氢、氧

2. 人类所需要的热能主要来源于（　　　）。

   A. 脂肪　　　　　　B. 糖类　　　　　　C. 蛋白质　　　　　　D. 维生素

3. 单糖在人体内氧化即能发热，每克糖产生的热能是（　　　）。

   A. 4kcal　　　　　B. 7kcal　　　　　C. 9kcal　　　　　D. 5kcal

4. 供给人体热量最经济的营养素是（　　　）。

   A. 糖类　　　　　　B. 蛋白质　　　　　C. 脂肪　　　　　　D. 维生素

5. 脂类是食物中产生热量（　　　）的一种营养素。

   A. 最高　　　　　　B. 较高　　　　　　C. 较低　　　　　　D. 最低

6. 脂肪富含能量，比糖和蛋白质高（　　　）以上。

   A. 一倍　　　　　　B. 两倍　　　　　　C. 五倍　　　　　　D. 八倍

7. 在生活中完全不食用脂肪会引起（　　　）缺乏病。

   A. 脂溶性维生素 C　　　　　　　　　　　B. 脂溶性维生素 B

   C. 脂溶性维生素 D　　　　　　　　　　　D. 脂溶性维生素 F

8. 成人每日维生素 E 的供应量应为（　　　）。

   A. 10μg　　　　　B. 15μg　　　　　C. 20μg　　　　　D. 25μg

9. 成人每日维生素 A 的供应量应为（　　　）。

   A. 500μg　　　　　B. 800μg　　　　　C. 600μg　　　　　D. 700μg

10. 成人每日维生素 C 的供应量应为（　　　）。

   A. 50mg　　　　　B. 60mg　　　　　C. 100mg　　　　　D. 90mg

11. 维生素 D 为类固醇衍生物，具有抗（　　　）的作用。

    A．眼干燥症   B．佝偻病   C．皮肤病   D．脚气病

12. 维生素C具有抗（   ）的作用。

    A．维生素C缺乏症   B．肝炎

    C．癌   D．心脏病

13. 维生素C广泛存在于（   ）中。

    A．肉类   B．豆类   C．蔬菜和水果   D．食用油

14. 构成人体蛋白质的氨基酸有（   ）多种。

    A．10   B．20   C．30   D．40

15. 氮元素是蛋白质的特征元素，是糖类和脂肪所没有的，所以蛋白质也叫高分子含（   ）有机物。

    A．碳   B．氮   C．氧   D．氢

16. 根据食物蛋白质所含氨基酸的种类和数量的不同，蛋白质分为（   ）大类。

    A．二   B．三   C．四   D．五

17. 不完全蛋白质中所含的必需氨基酸种类不全，用作膳食中（   ）的唯一来源时，不能维持人体健康，更不能促进生长发育。

    A．脂肪   B．蛋白质   C．糖类   D．维生素

二、判断题

（   ）1. 糖类是人体所需的最主要的营养成分之一。

（   ）2. 人体所需的糖类主要靠动物性食物供给。

（   ）3. 锌与男性生殖器的发育和精子的生成，以及保持正常的性功能有密切的关系。

（   ）4. 食用富含糖类的食品后不会引起油腻感。

（   ）5. 糖类的主要生理功能是供能，被人们称为"生命的燃料"。

（   ）6. 除葡萄糖外，神经系统不能利用其他物质供给热能，所以血液中的蛋白质是神经系统热能的唯一来源。

（   ）7. 脂类包括中性脂肪和类脂。

（   ）8. 膳食中的脂肪主要来源于炼过的动物脂肪。

（   ）9. 维生素K在动物肝脏、蛋黄、绿叶蔬菜、豆油和其他植物中较丰富。

（   ）10. 过多地补充维生素D是非常危险的，它的毒副作用包括倦怠、腹泻、食欲不振、头痛、高血压及体内钙积存等。

（   ）11. 维生素E多存在于动物组织中，在麦胚中最丰富。

（   ）12. 人体中的维生素D负责吸收和利用矿物质钙，儿童缺乏维生素D时会引发佝偻病，成人缺乏维生素D时会导致骨质软化病。

（   ）13. 维生素C在酸性溶液中比较稳定，难溶于水，当遇到热碱时容易被破坏，遇到某些金属，特别是铜时，被破坏的速度会更快。

（　　）14. 蛋白质是具有许多重要生理作用的物质，是生命存在的形式，也是生命的物质基础。

（　　）15. 氨基酸是构成维生素的最基本单位。

（　　）16. 完全蛋白质不仅能够维持成年人的健康，还能够促进儿童的生长发育。

（　　）17. 动物性蛋白质及植物性蛋白质中的大豆蛋白质为不完全蛋白质。

（　　）18. 根据完全蛋白质所含氨基酸的种类和数量的不同，可将蛋白质分为两大类。

（　　）19. 膳食纤维虽然没有营养功能，但为人体健康所必需，是平衡膳食结构的必需营养素之一。

（　　）20. 油脂中脂肪含量的多少是衡量其营养价值高低的重要依据。

（　　）21. 淀粉是由多个单糖分子聚合而成的多糖聚合物。

三、简答题

1. 糖类分为哪几类？

2. 脂肪的生理功能有哪些？含必需脂肪酸多的油有哪些？

3. 蛋白质从营养学的角度可分为几类？

4. 简答蛋白质的生理功能。

5. 维生素 A 的生理功能是什么？食用哪些食物可以补充维生素 A？

6. 简答维生素 E、维生素 B_1、维生素 B_2 的生理功能。

7. 维生素 C 的生理功能有哪些？哪些食物可以提供维生素 C？

8. 钙的生理功能有哪些？若要补充 400mg 的钙则需要饮用多少纯牛奶？

9. 铁的生理功能有哪些？哪些人容易缺铁？如何补铁？

10. 人体为什么需要热能？

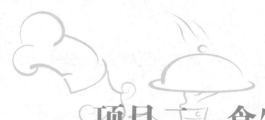

项目二 食物的营养价值与烹饪

任务一 谷薯及杂豆类

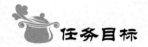**任务目标**

能力目标
● 掌握各种食物的营养价值

知识目标
● 了解：谷薯及杂豆类食物的分类
● 熟悉：谷薯及杂豆类食物代表品种的分布及分类
● 掌握：谷薯及杂豆类食物的营养价值及代表食物的营养特点

任务学习

谷薯及杂豆类食物是人们餐桌上最常见的一类食物，也是当今世界上大多数国家的国民的主食原料来源。

一、分类

按照生物学种属，谷薯及杂豆类食物分为三小类，即谷类食物、薯类食物和杂豆类食物。

（一）谷类食物

按照食用量的大小，谷类食物又分为主食和小杂粮。

（1）主食。例如，面粉、大米、玉米、青稞等。

（2）小杂粮。例如，小米、燕麦片、荞麦面、黑米、紫米、薏米、高粱米等。

（二）薯类食物

例如，红薯、芋头、木薯、马铃薯、山药等。

（三）杂豆类食物

例如，绿豆、芸豆、蚕豆、豌豆、红小豆、麻豇豆等。

利用以上食物可制得种类繁多、各式各样的食物制品，如面条、馒头、米饭、米线、米粉、包子、饺子、面包、蛋糕、各种粥等。

二、营养价值

（一）糖类

谷薯及杂豆类食物的含糖量几乎是所有天然食物中最高的，如谷类食物的含糖量大多在70%以上，杂豆类食物的含糖量大多在60%以上，薯类食物的含糖量大多在20%左右。同时，谷薯及杂豆类食物中的糖以多糖（淀粉）为主，质量较高，因此该类食物是人体所需糖类的最主要来源。

（二）蛋白质

谷薯及杂豆类食物的蛋白质含量相差悬殊，蛋白质含量高者（如杂豆类食物）为20%左右，含量低者（如薯类食物）为2%以下，谷类食物的蛋白质含量为8%～12%。由于谷薯及杂豆类食物是人们主食的主要原料，人们对其的摄入量较大，所以谷薯及杂豆类食物，特别是谷类食物，也是人体所需蛋白质的主要来源，一般占人体所需蛋白质的50%～60%。但是，谷类食物中的蛋白质一般缺少赖氨酸，杂豆类食物中的蛋白质一般缺少蛋氨酸，二者若单独食用则蛋白质质量较差；但若将谷类食物和杂豆类食物混合食用，则二者的蛋白质恰好可以相互取长补短，产生"1 + 1 >2"的效果，使整体的蛋白质质量得到提高。

（三）膳食纤维、维生素B族和矿物质

谷薯及杂豆类食物是人体所需膳食纤维的主要来源之一，同时也是人体所需维生素B族（如维生素 B_1、维生素 B_2、烟酸、泛酸、吡哆醇等）的重要来源，以及人体所需矿物质（如钙、铁、锌、硒等）的有益补充。特别是一些粗制的谷薯及杂豆类食物（粗粮），如全麦粉、糙米、玉米面、马铃薯、红薯、燕麦片、绿豆、豇豆等，其膳食纤维、维生素B族和矿物质的含量要更高一些。但人们日常食用得最多的特制一等粉和白大米都是精制米面，其膳食纤维、维生素B族和矿物质的含量较少。可将精制米面和粗粮混合食用，以弥补精制米面中膳食纤维、维生素B族和矿物质较少的缺陷。

注：①面制品中存在较多的植酸等，植酸会导致矿物质的吸收率降低；但馒头、面包等发酵类面制品在发酵过程中去除了大部分植酸，所以人体对钙等矿物质的吸收率会有较大的提高。②谷类食物中的脂类存放时间过长会发生酸败，进而影响其口感和味道。例如，大米、玉米面、小米等，新生产的口感、味道较好，时间久了会变差。因此，谷类食物要选择合适的储藏条件，以尽量避免因脂类酸败而降低食用品质和营养价值。

几种常见的谷薯及杂豆类食物的营养素含量如表2-1所示。

表2-1　几种常见的谷薯及杂豆类食物的营养素含量（每100g）

食物原料名称	营养素含量									
	能量（kcal）	蛋白质（g）	脂肪（g）	糖类（g）	不溶性纤维（g）	维生素 B_1（mg）	维生素 B_2（mg）	钙（mg）	铁（mg）	维生素 C（mg）
小麦粉（标准粉）	349	11.2	1.5	73.6	2.1	0.28	0.08	31	3.5	—

续表

食物原料名称	营养素含量									
	能量（kcal）	蛋白质（g）	脂肪（g）	糖类（g）	不溶性纤维（g）	维生素B$_1$（mg）	维生素B$_2$（mg）	钙（mg）	铁（mg）	维生素C（mg）
小麦粉（特制二等粉）	352	10.4	1.1	75.9	1.6	0.15	0.11	30	3.0	—
小麦粉（特制一等粉）	351	10.3	1.1	75.2	0.6	0.17	0.06	27	2.7	—
粳米（标准二等粉）	347	8.0	0.6	77.7	0.4	0.22	0.05	3	0.4	—
粳米（标准一等粉）	345	7.7	0.6	77.4	0.6	0.16	0.08	11	1.1	—
黑米	341	9.4	2.5	72.2	3.9	0.33	0.13	12	1.6	—
玉米面（黄）	352	8.1	3.3	75.2	5.6	0.26	0.09	22	3.2	—
小米	361	9.0	3.1	75.1	1.6	0.33	0.10	41	5.1	—
莜麦面	376	12.2	7.2	67.8	4.6	0.39	0.04	27	13.6	—
燕麦片	367	15.0	6.7	66.9	5.3	0.30	0.13	186	7.0	—
马铃薯	77	2.0	0.2	17.2	0.7	0.08	0.04	8	0.8	27
红薯	102	1.1	0.2	24.7	1.6	0.04	0.04	23	0.5	26
绿豆	329	21.6	0.8	62.0	6.4	0.25	0.11	81	6.5	—
豇豆	336	19.3	1.2	65.6	7.1	0.16	0.08	40	7.1	—

（数据来源：杨月欣，王光亚，潘兴昌．中国食物成分表（第一册）．2版．北京：北京大学医学出版社，2009）

注：表中"—"表示含量极微或测不出来，下同。

三、代表食物

（一）小麦粉（小麦）

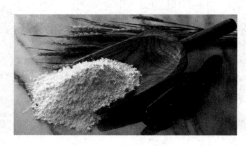

小麦是世界上种植最广泛的作物之一，小麦种植遍布世界各大洲（除少数热带岛国及南极洲外）。小麦的种植面积约占谷类种植面积的31%，产量接近谷类食物总产量的30%。世界上有三分之一以上人口以小麦作为主要食用谷类食物。

小麦在我国的种植地区极为广泛，北自黑龙江漠河县，南到海南岛，西起新疆的塔什库尔干塔克自治县，东至沿海各省都有小麦种植。小麦种植面积约占粮食作物种植总面积的26%，产量约占粮食作物总产量的22%，二者均次于水稻居第二位。尽管我国自1983年以来小麦总产量已跃居世界首位，但目前仍是世界第二大小麦进口国。

1. 小麦粉的分类

（1）按性能和具体用途分类（添加其他成分）。

① 专用面粉：例如，面包粉（面包粉的作用是为了提高面粉的面包制作性能向面粉中添加麦芽、维生素及谷蛋白等，其蛋白质含量高达14%～15%）、饺子粉、饼干粉等。

② 通用面粉：例如，富强粉、标准粉等（我国标准）。

③ 营养强化面粉：例如，增钙面粉、富铁面粉、"7+1"营养强化面粉（添加维生素

B₁、维生素 B₂、烟酸、叶酸、铁、钙和锌七种营养素，并推荐添加维生素 A）等。

（2）按加工精度分类。

例如，特制一等粉、特制二等粉、标准粉、普通粉等不同等级。

（3）按面筋值（蛋白质）含量分类（和小麦的品种有关）。

① 高筋面粉。高筋面粉又称强筋面粉，其蛋白质和面筋含量均高。高筋面粉的蛋白质含量为 12%～15%，湿面筋值在 35% 以上。最好的高筋面粉是加拿大产的春小麦面粉。高筋面粉适宜制作油条、面包、起酥点心、泡芙点心等。

② 低筋面粉。低筋面粉又称弱筋面粉，其蛋白质和面筋含量均低。低筋面粉的蛋白质含量为 7%～9%，湿面筋值在 25% 以下。英国、法国和德国产的面粉都属于这一类。低筋面粉适宜制作蛋糕、起酥点心、饼干等（也可用中筋面粉、玉米淀粉按 4∶1 的比例调配）。

③ 中筋面粉。中筋面粉是介于高筋面粉与低筋面粉之间的一类面粉。中筋面粉的蛋白质含量为 9%～11%，湿面筋值为 25%～35%。美国、澳大利亚产的冬小麦粉和我国的标准粉等普通面粉都属于这一类。中筋面粉适宜制作水果蛋糕、馅饼等。

2. 小麦粉的营养价值

小麦粉的主要营养素，特别是膳食纤维、维生素 B 族、矿物质等会随加工精度的增加而降低，所以为得到更多的膳食纤维、维生素 B 族、矿物质等，应尽量选择加工精度低的小麦粉或营养强化面粉，如全麦粉、标准粉、增钙面粉、富铁面粉、"7+1" 营养强化面粉等。

（二）大米（稻谷）

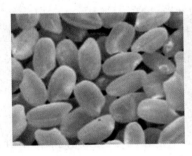 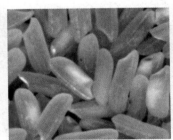 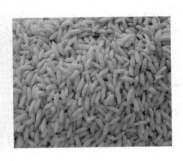

大米是世界上一半以上人口的主要食用谷类食物，主要种植区域在印度、中国、日本、孟加拉国和东南亚的一些国家。我国的大米总产量居世界首位，约占世界大米总产量的三分之一。

1. 大米的分类

我国和国际市场通常根据粒形和粒质将大米分为籼米、粳米和糯米三类。

（1）籼米。籼米是指用籼型非糯性稻谷碾制成的米。籼米米粒的粒形呈细长或长圆形，长度在 7mm 以上，蒸煮后出饭率高，黏性较低，米质较脆，加工时易破碎，横断面呈扁圆形，颜色大多呈白色且透明，也有呈半透明和不透明的。根据收获季节划分，籼米分为早籼米和晚籼米。早籼米米粒宽厚而较短，呈粉白色，米粒粒腹白大，粉质多，质地脆弱易碎，黏性低于晚籼米，质量较差。晚籼米米粒细长而稍扁平，组织细密，颜色通常呈透明或半透明，米粒粒腹白较小，硬质粒多，油性较大，质量较好。

在国际市场上，按籼米米粒的长度可将籼米分为长粒米和中粒米。长粒米米粒的粒形细长，长与宽之比一般大于3，颜色通常为蜡白色，呈透明或半透明，性脆，油性大，煮后软韧有劲而不黏，食味细腻可口，是籼米中质量最优者。我国广东省生产的齐眉、丝苗和美国产的蓝冠等均属长粒米。中粒米米粒的粒形长圆，较之长粒米稍肥厚，长宽比为2：1～3：1，颜色通常呈半透明，米粒粒腹白大，粉质粒多，煮后松散，食味较粗糙，质量不如长粒米。我国两湖、两广、江西、四川等省及自治区所产的大米多属中粒米，美国产的齐奈斯也属中粒米。

（2）粳米。粳米是指用粳型非糯性稻谷碾制成的米，米粒一般呈椭圆形或圆形。粳米米粒丰满肥厚，横断面近于圆形，长与宽之比小于2，颜色蜡白，呈透明或半透明，质地硬而有韧性，煮后黏性、油性均大，柔软可口，但出饭率低。

根据收获季节划分，粳米可分为早粳米和晚粳米。早粳米呈半透明，腹白较大，质硬粒少，米质较差。晚粳米呈白色或蜡白色，腹白小，质硬粒多，品质优。

粳米主要产于我国华北、东北和苏南等地。著名的东北大米、原阳大米、小站米、上海白粳米等都是优良的粳米。粳米产量远低于籼米。

（3）糯米。糯米又称江米，呈乳白色，不透明，煮后透明，黏性大，胀性小，一般不作为主食，多用于制作糕点、粽子、元宵等，还可用作酿酒的原料。

糯米也有籼粳之分。籼糯米米粒的粒形一般呈长椭圆形或细长形，乳白不透明，也有呈半透明的，黏性大。粳糯米一般为椭圆形，乳白色不透明，也有呈半透明的，黏性大，米质优于籼米和粳米。

上述三种大米以籼米和粳米尤为重要，且籼米的贸易量最大。东南亚、非洲和拉丁美洲以消费籼米为主，尤以长粒米最受欢迎。日本、朝鲜、意大利等国的国民更喜食粳米。欧洲地区，籼粳两种大米均有消费。

2. 大米的营养价值

人们日常食用的大米多为标准一等米、标准二等米或特等米，也就是通常所说的精白米。精白米同小麦粉相比较，二者除个别营养素含量相当外，前者的大部分营养素含量均低于后者。综合来讲，小麦粉的营养价值要高于精白米。因此，在未成年人的主食中，一般要求至少应包括三分之一的小麦粉类食物。另外，为弥补大米的营养缺陷，可采取将大米和小杂粮（如黑米、紫米、糙米等）或杂豆类食物（如绿豆、麻豇豆等）按一定比例同食的方法。

（三）玉米

玉米生长适应性强，耐旱，种植范围很广，也是一种世界性的作物。玉米广泛用于饲养家畜和家禽，并有相当多的玉米直接或间接地用于人类消费。世界玉米种植总量的一半以上在美国，其中大约四分之三用于饲养家畜。玉米传入我国是在哥伦布发现新大陆80年以后，相传由阿拉伯人从麦加经中亚细亚传入我国西藏，而后传入四川。四川称"蜀"，因此玉米又叫"玉蜀黍"。玉米传入我国的时间虽然不长，但传播迅速，发展很快。我国的玉米种植的区域范围很广，北起黑龙江北部的黑河，南至海南岛均有种植。玉米也是我国主要谷类食物之一，在我国粮食总产量中所占的比例仅次于稻谷和小麦，位居第三。

1. 玉米的分类

玉米按粒色划分，可分为黄玉米、白玉米；按粒质划分，可分为糯玉米和杂玉米。

2. 玉米的营养价值

（1）蛋白质。与大米和小麦相比，玉米中蛋白质的含量最低，主要原因是玉米中的蛋白质不仅赖氨酸含量低，而且色氨酸和苏氨酸含量也不高。在玉米粉中掺入一定量的食用豆饼粉，可提高玉米的蛋白质含量。

（2）脂肪。玉米的脂肪含量高于小麦和大米，一般为4%左右。食用玉米油有助降低人体血液中胆固醇的含量，对冠心病和动脉硬化等有辅助疗效。玉米油中还含有丰富的维生素E。但正因为玉米中的脂肪含量高，所以容易因脂肪酸败而降低食用品质和营养价值。因此，玉米面原料的存放要注意低温、避光、干燥、密封，并应尽早食用完，天热时可直接放入冰箱冷藏。

（3）其他营养成分。玉米中的膳食纤维含量高于小麦和大米，其维生素B族和矿物质含量和小麦、大米相当。另外，玉米中的烟酸多为结合型，不易被人体吸收利用，故以玉米为主食的地区居民容易发生烟酸缺乏症（糙皮病）。解决方法是用碱来处理玉米，从而将结合型的烟酸水解为游离型的烟酸，使烟酸更容易被人体吸收。

注：加碱会破坏玉米中的其他维生素B族（如维生素B_1、维生素B_2等），所以要采取其他措施来弥补这些维生素。

（四）小米（粟）

小米又称粟或谷子。小米也是我国古老的种植作物，是我国北方的主要粮食作物之一。5000多年前，我国人民在黄河流域已经大量种植小米。殷商时代，五谷为禾、稷、菽、麦、稻，其中禾就是粟，被列于五谷之首。明代以后，由于水稻、小麦的种植面积逐渐扩大，以及玉米、甘薯等种植作物先后被引入，才使得小米的种植面积相应减少，而水稻和小麦的种植面积逐步居于小米之上。

1. 小米的分类

小米有粳、糯之分，粳小米多作为主食，糯小米可用于制作各种糕点，也可用于制作粥、饭。优质品种的小米有山东省金乡县的金米、河北省蔚县的桃花米、河南省安阳县的马投涧小米。

2. 小米的营养价值

小米除蛋白质含量较差外，其他营养素，如脂类、膳食纤维、维生素B族（如维生素B_1、维生素B_2等）、矿物质（如钙、铁、硒等）的含量都要优于小麦粉和大米。特别是脂类，小米的脂类总脂肪酸中n-3脂肪酸所占比例高达21.1%，远远高于大部分陆生食物（如小麦粉为2.3%、大豆为8.2%）；n-3脂肪酸对促进脑神经的发育，对避免高脂血症和动脉硬化都有积极影响。因此，新出产的小米是产妇、患者、婴幼儿的理想食物，特别是小米粥表面那一层"米油"中富含 n-3 脂肪酸，适合孕妇、哺乳期妇女食用。

（五）燕麦

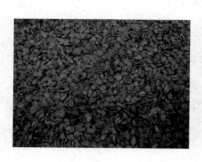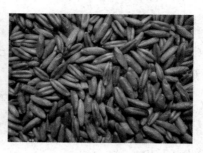

燕麦是禾本科燕麦属一年生草本植物，起源于我国。早在 3000 多年前，我国人民就已经开始种植燕麦。现在，燕麦已成为一种世界性的重要农作物，全世界燕麦的种植面积约为 6 亿亩（1 亩 =666.7 平方米），居谷类作物第四位。在全世界燕麦产量中，欧洲约占三分之一，其余为美国、加拿大、中国和澳大利亚等。我国的燕麦种植主要集中在内蒙古的阴山南北，河北的坝上、燕山地区，山西的太行、吕梁山区，云、贵、川的大、小凉山地带。

1. 燕麦的分类

燕麦分裸燕麦、皮燕麦两种。裸燕麦又称莜麦，在中国华北地区称为油麦，在中国西北地区称为玉麦，在中国东北地区称为铃铛麦。我国种植的燕麦99% 属于裸燕麦，裸燕麦一般磨粉后食用（如莜麦面）。皮燕麦又名乌麦、番麦等，欧洲、北美、澳大利亚种植的都是皮燕麦，皮燕麦多被加工成燕麦片后供食用。

2. 燕麦的营养价值

燕麦的营养价值和其他谷类相比较，有以下特点。

（1）燕麦中的蛋白质含量较高，如燕麦片中的蛋白质含量为 15%，莜麦面中的蛋白质含量为 12.2%，都高于其他谷类。不仅如此，燕麦中的蛋白质因含有较多的赖氨酸，所以质量要好于其他谷类食物。

（2）燕麦中的脂类含量要高于一般谷类食物，且脂类中含有大量的亚油酸，质量较好，但同时要注意保存，防止发生脂肪酸败。

（3）燕麦中的膳食纤维含量非常高。燕麦最大的特点在于含有大量的可溶性纤维。因此，燕麦具有良好的降血脂和预防动脉硬化的作用。实验表明，每天早饭如果能食用 50g 燕麦类食物，连续3个月，可有效降低血清中低密度脂蛋白胆固醇浓度，提高高密度脂蛋白胆固醇水平，而且对肝脏和肾脏无任何不良影响，这对高脂血症合并肝肾疾病及糖尿病患者更为适用。

（4）燕麦中的维生素 B 族和矿物质的含量也要高于其他谷类食物，特别是矿物质如钙、铁等。

综上所述，燕麦是一种营养价值非常高的食物原料。怎样开发出更多适合中国老百姓的燕麦类食物是摆在烹饪工作者面前的一项重要任务。

（六）荞麦

荞麦又称三角麦，是蓼科一年生草本植物。荞麦生长周期短，适应性强，生长速度快，一般 60 ～ 80 天就能成熟，既可春种，也可秋种，是一种救灾作物。荞麦不属于禾本科，但因其食用价值与禾本科植物相似，因此通常将它列入谷类食物。荞麦起源于中国和亚洲北部，公元前 5 世纪的《神农书》中记载，荞麦是当时栽培的八谷之一。现在，全世界种植荞麦最多的国家是俄罗斯，其次是中国、法国、波兰和加拿大等。我国荞麦的种植面积约 3000 万亩（1 亩 =666.7 平方米），主要分布在我国西北、华北和西南的一些高寒地区，北方其他地区和南方部分地区也有种植。由于其独特的营养价值和药用价值，荞麦被认为是世界性新兴作物。

1. 荞麦的分类

荞麦可划分为三种类型，即普通荞麦、鞑靼荞麦和有翅荞麦。

2. 荞麦的营养价值

荞麦中的蛋白质含量高于大米和玉米，脂肪含量低于玉米而高于大米和小麦，维生素的含量也较丰富，此外还含有钙、磷、铁等矿物质。荞麦中的蛋白质含有较多的赖氨酸，生物价值较高，是一种完全蛋白。荞麦中含有铬，临床上可用于糖尿病的辅助治疗。

（七）马铃薯

马铃薯是茄科茄属一年生草本植物，又称地蛋、洋芋、土豆等。马铃薯是全球重要的粮食作物。马铃薯的主要生产国有俄罗斯、波兰、中国、美国等。马铃薯是中国五大主食之一。在 21 世纪，中国马铃薯的种植面积居世界第二位。中国马铃薯的主产区是西南山区、西北和东北地区。其中，以西南山区的种植面积最大，约占中国马铃薯种植总面积的三分之一。黑龙江省是中国最大的马铃薯种植基地。

马铃薯的营养价值较高。马铃薯、甘薯、芋头等薯类食物中含有较多的能量及糖类。因此，在营养特点上更接近于谷类食物。欧美国家均把马铃薯作为主食，我国的某些地区也将马铃薯作为主食。用马铃薯来代替谷类食物具有以下优势。

（1）马铃薯的血糖生成指数（GI）为 66，低于日常的主食（如白面包、馒头、面条、大米饭）。食物中的 GI 越低，人体对食物中糖类的吸收速度就越慢，就越不容易引起餐后血糖的升高。因此，马铃薯比日常谷类食物更有利于控制血糖，对糖尿病患者和肥胖人群比较有益。

（2）同等热量的马铃薯中所含的主要营养素，如膳食纤维、维生素 B 族（如维生素 B_1、维生素 B_2 等）、矿物质（如钾、钙、铁、锌等），要高于大部分谷类食物，所以更有利于满足人体对膳食纤维、维生素 B 族、矿物质的需要。

（3）马铃薯中含有几乎和蔬菜水果一样丰富的维生素 C 和钾，同时还含有少量的胡萝卜素，所以马铃薯同时包含了谷类食物和蔬果类食物的营养成分。

（4）由于同等热量的马铃薯具有更多的膳食纤维和更大的体积，所以更容易引起饱腹感，比较有利于控制食量和减肥。

综上所述，用马铃薯代替谷类食物作为主食，非常有利于人体健康，特别适合老年人、糖尿病患者、心脑血管相关疾病患者、肥胖人群等。

注：红薯的营养价值接近于马铃薯，同样可以用来代替主食。

（八）绿豆

绿豆属于豆科豇豆属，又称青小豆、菉豆、植豆等，原产地在印度、缅甸。现在，绿豆在东亚各国被普遍种植，非洲、欧洲、美国也有少量种植。中国、缅甸等国是绿豆的主要出口国。

绿豆的营养价值和其他谷薯及杂豆类食物相比较，具有以下特点。

（1）蛋白质含量非常高。绿豆中的蛋白质含量为21.6%，是谷类食物的两倍左右。不仅如此，绿豆中的蛋白质中赖氨酸较多，蛋氨酸较少，而谷类食物中的蛋白质中赖氨酸含量正好相反，将二者混合食用则可相互取长补短。因此，食用包括绿豆在内的混合食物，是提高蛋白质质量的一个有效途径，如大米豇豆饭、小米绿豆粥、豆沙包等（这一点对于素食者尤其重要）。

（2）膳食纤维、维生素B族、矿物质的含量高于大米和面粉。绿豆和面粉、大米混合食用，可弥补精白米面中营养素的不足。

（3）其他杂豆类的营养接近绿豆。

综上所述，杂豆类非常适合和谷类相搭配，以共同作为主食来满足人体对多种营养素的需要。

❓ 想一想

1．什么是粗粮？你能说出多少种粗粮原料？为什么便秘时要多吃粗粮？

2．如果让你用马铃薯作为主食，你会采用哪些烹饪方法？

3．当长期不吃或很少吃主食时，你的身体会缺乏哪些营养素？

❓ 做一做

1．逛一逛超市、农贸市场，了解一下常见谷薯及杂豆类食物的形状、颜色、气味。

2．从电视、书籍、网络等媒体上了解一些粗粮食物的制作方法，尝试自己动手制作，并和同学交流制作方法。

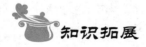

知识拓展

谷类食物的营养误区

误区1：大米、面粉越白越好。

稻米和小麦研磨程度高所产出的大米和面粉比研磨程度低的要白一些，吃起来口感要好一些，20世纪70年代以前人们称其为"细粮"。其实，当时的细粮加工精度也不高，主要是"九二米"和"八一面"，即100斤（1斤=500克）糙米产出92斤精米，100斤小麦产出81斤面粉，统称为"标准米面"。当前粮食供应充足，加工精度高的大米、面粉可满足人们的喜好。但从营养学角度讲，大米、面粉并不是越白越好。谷粒由外向内可分为谷皮、糊粉层、谷胚和胚乳四个部分，其营养成分不尽相同。最外层的谷皮由纤维素和半纤维素组成，其中还含有矿物质；糊粉层紧贴着谷皮，含有蛋白质和维生素B族；谷胚是谷粒发芽的地方，含有丰富的维生素B族和维生素E，而且还含有脂肪、蛋白质、糖类和矿物质；胚乳是谷粒的中心部分，其主要成分是淀粉和少量蛋白质。因此，糙米和全麦粉的营养价值比较高。如果加工过细，谷粒的谷皮和糊粉层被去掉得太多，甚至全部被去掉，成为常说的精米精面，就损失了大量营养素，特别是维生素B族和矿物质。在农村地区，当食物种类比较少时，更应避免食用加工过精的大米和面粉，以免造成维生素和矿物质的缺乏，尤其是维生素B的缺乏，否则会引起"脚气病"。

误区2：吃糖类容易发胖。

近年来，很多人认为食用富含糖类的食物，如米饭、面制品、马铃薯等会使人发胖，这是不正确的。造成肥胖的真正原因是能量过剩。在糖类、蛋白质和脂肪这三类产能营养素中，脂肪比糖类更容易造成能量过剩。1g糖类或蛋白质在体内可产生约17kJ（4kcal）能量，而1g脂肪则能产生约38kJ（9kcal）能量，也就是说，同等重量下，脂肪在体内产生的能量约是糖类的2.2倍。另外，相对于糖类和蛋白质，富含脂肪的食物口感好，会刺激人的食欲，使人容易摄入更多的能量。动物实验表明，低脂肪食物的摄入很难造出肥胖的动物模型。对从不限制进食的人群进行研究发现，当向其提供高脂肪食物时，受试者需要摄入较多的能量才能满足他们对食欲的要求；而提供高糖类低脂肪食物时，则受试者摄入较少能量就能满足食欲。因此，摄入富含糖类的食物，如米面制品，不容易导致因能量过剩而发胖。

误区3：主食吃得越少越好。

米饭和面食含糖类较多，摄入后可变成葡萄糖进入血液循环并生成能量。很多人为了减少高血糖带来的危害，往往限制主食的摄入量。另外，有一些女性为了追求身材苗条，也很少吃或几乎不吃主食。糖类是人体不可缺少的营养物质，在体内释放能量的速度较快，且该能量是红细胞唯一可利用的能量，也是神经系统、心脏和肌肉活动的主要能源，对构成机体组织、维持神经系统和心脏的正常功能、增强耐力、提高工作效率都有重要意义。正常人合理膳食中的糖类提供能量比例应达到55%～65%。以前，医生给糖尿病患者推荐的膳食中，糖类提供的能量仅占总摄入能量的20%，使患者长期处于半饥饿状态，这对病情控制不利。随着科学研究的深入，现在已改变了这种观点，建议糖尿病患者逐步增加糖类的摄入量。目前，在糖类含量相同的情况下，更强调选择GI低的食物。

前些年，在美国流行阿特金斯低糖类的减肥膳食，在减肥的起初阶段可快速减轻体重的原因是加快了体内水分的流失。这种膳食减少体内脂肪的作用与其他低能量膳食没有差别。但是这种减肥膳食有更明显的副作用，包括导致口臭，容易腹泻、疲劳和肌肉痉挛，更重要的是会增加患心脑血管疾病的危险，使糖尿病患者更容易发生并发症。

许多人认为糖类是血糖的唯一来源，且不了解蛋白质、脂肪等非糖物质在体内经糖异生途径也可转变为血糖，所以他们严格限制主食，并大量食用高蛋白质及高脂肪的食物，且盲目食用动物类食物。他们只注意到即时血糖效应，而忽略了总能量、总脂肪摄入量增加所带来的长期危害。因此，将这个备受争议的减肥膳食模式盲目用于正常人是不正确的，会产生很大的副作用。

无论是糖类、蛋白质还是脂肪，摄入过多都会变成脂肪储存在人体内。食物中的糖类在人体内更易被利用，食物中的脂肪更易转变为脂肪储存在人体内。近年来，我国的肥胖和糖尿病的发病率明显上升，最主要的原因是"多吃少动"的生活方式，并不是指粮食吃得多，而是指其他食物，特别是动物类食物和油脂吃得太多。近20年，我国城乡居民的主食摄入量呈明显下降趋势，2002年城乡居民谷类食物的摄入量比1982年和1992年分别下降21%和10%。而肥胖和糖尿病的发病率最高的大城市的居民谷类食物的摄入量最少，这些摄入的谷类食物所提供的能量只占所有摄入食物所提供的总能量的41%。因此，简单地将我国糖尿病患者和肥胖患者增多归因于"粮食吃得多了"是不正确的。

任务二　动　物　类

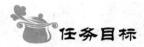 **任务目标**

> **能力目标**
> ● 能够从经济和营养两方面考虑，为各种不同收入的人群合理安排动物类食物
>
> **知识目标**
> ● 了解：我国居民在消费动物类食物方面主要存在的问题
> ● 熟悉：动物类食物的分类
> ● 掌握：动物类食物的营养价值及代表食物的营养特点，分析其异同点

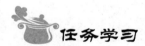 **任务学习**

　　动物类食物是七大类食物中较特殊的一类。在古代，我国长期处于农业社会，动物类食物相对匮乏，再加上其价格较高和本身特有的美味，千百年来一直被国人视为难得的珍馐佳肴。中华人民共和国成立后的一段时期内，随着物质的丰富和经济水平的提高，我国居民对动物类食物的消费需求出现爆发式增长；近十年来，人们对动物类食物的消费量开始趋于稳定。调查显示，文化程度较高人群对于动物类食物的消费越来越趋于理性和科学，但在文化程度较低人群中仍然存在因摄入动物类食物特别是畜肉类过多而导致热量过剩、饱和脂肪酸摄入过多等健康问题，如肥胖、血脂异常等。部分人群在动物类食物的消费方面存在的主要问题如下。

　　（1）总消费量中畜肉类食物摄入比重偏高，其他类食物摄入比重偏低。

　　（2）畜肉类食物中猪肉摄入量比重偏高，且摄入量呈现增长的态势。

　　（3）水产类食物、乳类食物摄入量偏低。

　　在实际生活和工作中，我们需要对动物类食物本身，以及其与人体健康的关系有一个正

确、科学的认识。下面让我们来了解一下动物类食物。

一、分类

动物类食物大致分为以下几小类。

（1）畜肉类食物："四条腿动物的肉"，如猪、羊、牛、兔、马、骡、驴、犬、鹿、骆驼等。

（2）禽肉类食物："两条腿动物的肉"，如鸡、鸭、鹅、火鸡、鹌鹑、鸵鸟、鸽子等。

（3）水产类食物："无腿动物的肉"，如鱼类、贝类等。

（4）蛋类食物："禽类下的蛋"，如鸡蛋、鸭蛋、鹅蛋、鹌鹑蛋、鸽子蛋等。

（5）乳类食物："哺乳类动物的乳及乳制品"，如牛乳、羊乳、马乳、酸乳、奶粉、乳酪等。

二、营养价值

1. 提供优质蛋白质

动物类食物不仅蛋白质含量高，而且蛋白质的质量最好，因此是人体所需优质蛋白质的最主要来源。由于优质蛋白质对人体的发育和健康都非常重要，因此一般要求摄入的优质蛋白质要占到人体所需总蛋白质的三分之一甚至一半。

注：食物中的蛋白质的质量排名（从高到低）为动物类食物、大豆类食物、谷类和杂豆类混合食物、杂豆类食物、谷类食物。

2. 提供脂肪和胆固醇

动物类食物中的脂肪、胆固醇含量较高；其中，畜肉类食物、乳类食物的脂肪以饱和脂肪酸为主，水产类食物、禽类食物的脂肪以不饱和脂肪酸为主。

食物中的饱和脂肪酸对人体健康的不利影响要远大于食物中的胆固醇，因此要尽量减少含饱和脂肪酸多的食物的摄入量；胆固醇则不然，对于含胆固醇特别高的食物（如动物内脏），老年人群和心脑血管疾病患者都要严格控制摄入量，除此之外的其他情况可宽松对待。

3. 提供多种矿物质

动物类食物中的各种矿物质不仅含量高，而且人体对其吸收率也高。因此，动物类食物是人体所需矿物质的主要来源，特别是钙、铁、锌等。

动物类食物中只有乳类食物、水产类食物含钙量较高，畜肉类食物、禽肉类食物中含钙量较低，而且摄入畜肉类食物、禽肉类食物过多反而会引起钙的流失。

4. 提供部分维生素

动物类食物普遍含有丰富的维生素，如维生素 B_2、维生素 B_{12}。动物肝脏中的维生素 A 含量较丰富，动物肝肾和猪瘦肉中的维生素 B_1 含量较丰富。

三、代表食物

（一）畜肉类食物

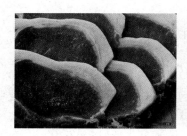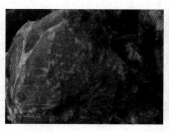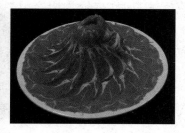

畜肉类食物是指陆生哺乳动物（如猪、牛、羊、兔、马、骡、驴、犬、鹿、骆驼等牲畜）的肌肉、内脏、血液等。

常见畜肉类食物的主要营养素含量如表2-2所示。通过对常见畜肉类食物主要营养素含量的分析可知，畜肉类食物的营养特点如下。

（1）畜肉类食物中，除肌肉、内脏、血液所含的蛋白质为优质蛋白质（完全蛋白质）外，其他部分（如皮肤、骨骼、筋腱）中所含的蛋白质均为不完全蛋白质，其质量要低于谷薯及杂豆类食物的蛋白质（半完全蛋白质）。因此，不能用畜肉类食物中的皮肤、骨骼、筋腱来补充优质蛋白质。

（2）从畜肉类食物中的能量值和脂肪的含量来看，猪肉最高，羊肉次之，牛肉最低。畜肉类食物中的脂肪以饱和脂肪酸为主，对心脑血管的健康不利。猪肉是我国居民消费的主要肉食，食用率达到94.3%，而对牛肉、羊肉、禽肉及水产品的食用频率较低。《中国居民膳食指南（2018）》建议我国居民应多食用牛肉、禽肉及鱼肉等，适当减少猪肉的消费比例。但是，猪肉，特别是猪瘦肉中的维生素 B_1 含量较多，多食用对补充维生素 B_1 有利。因此，在提高牛肉、羊肉食用比例的同时，可选择脂肪含量较低的猪肉，如里脊肉、精瘦肉、后腿肉等。

（3）维生素 A 除在动物肝脏中含量较高外，在其他部分中含量较低；另外，畜肉类食物中铁、锌的含量较高，尤其是在肝脏、肾脏部分。调查显示：铁、维生素 A 等微量营养素缺乏是我国居民普遍存在的问题。我国居民贫血患病率平均为15.2%；两岁以内的婴幼儿、60 岁以上的老人、育龄妇女贫血患病率分别为24.2%、21.5%、20.6%。3 ~ 12 岁儿童的维生素 A 缺乏率为9.3%，其中城市儿童为3.0%，农村儿童为11.2%；维生素 A 边缘缺乏率为45.1%，其中城市儿童为29.0%，农村儿童为49.6%。因此，建议人们应每周至少食用动物肝脏一次，未成年人、育龄妇女可每周食用动物肝脏2 ~ 3次。

（4）畜肉类食物大部分含有丰富的维生素 B_2，但维生素 B_1 的含量较少（猪瘦肉、动物肝肾除外）。因此，畜肉类食物特别是牛肉、羊肉、畜肉类动物的内脏部分是人体所需维生素 B_2 的重要来源。

（5）畜肉类食物中铁、锌的含量非常丰富，人体吸收率较高；但钙的含量很少。

表 2-2 常见畜肉类食物的主要营养素含量（每 100g 净肉生重）

食物原料名称	营养素含量								
	能量（kcal）	蛋白质（g）	脂肪（g）	维生素 A 总含量（μgRE）	维生素 B$_1$（mg）	维生素 B$_2$（mg）	钙（mg）	铁（mg）	锌（mg）
猪肉（瘦）	143	20.3	6.2	44	0.54	0.10	6	3.0	2.99
猪肉（里脊）	155	20.2	7.9	5	0.47	0.12	6	1.5	2.3
猪肉（腿）	190	17.9	12.8	3	0.53	0.24	6	0.9	2.18
猪肉（肋条）	568	9.3	59.0	10	0.09	0.04	6	1.0	1.77
猪肉（五花肉）	349	7.7	35.3	39	0.14	0.06	5	0.8	0.73
羊肉（肥瘦，平均）	203	19.0	14.1	22	0.05	0.14	6	2.3	3.22
羊肉（后腿）	110	19.5	3.4	8	0.05	0.19	6	2.7	2.18
羊肉（瘦）	118	20.5	3.9	11	0.15	0.16	9	3.9	6.06
牛肉（后腿）	106	20.9	2.0	3	0.04	0.14	5	3.3	4.07
牛肉（肥瘦，平均）	125	19.9	4.2	7	0.04	0.14	23	3.3	4.73
牛肉（后腱）	98	20.1	1.0	3	0.03	0.15	5	4.2	3.93
牛肉（里脊）	107	22.2	0.9	4	0.05	0.15	3	4.4	6.92
牛肉（腑肋）	123	18.6	5.4	7	0.06	0.13	19	2.7	4.05
猪肝	129	19.3	3.5	4972	0.21	2.08	6	22.6	5.78
猪肝（卤煮）	203	26.4	8.3	4200	0.36	0.42	58	2.0	0.35
羊肝	134	17.9	3.6	20972	0.21	1.75	8	7.5	3.45
牛肝	139	19.8	3.9	20220	0.16	1.30	4	6.6	5.01
猪肾	96	15.4	3.2	41	0.31	1.14	12	6.1	2.56
羊肾	96	16.6	2.8	126	0.35	2.01	8	5.8	2.74
牛肾	94	15.6	2.4	88	0.24	0.85	8	9.4	2.17
猪肚	110	15.2	5.1	3	0.07	0.16	11	2.4	1.92
牛肚	72	14.5	1.6	2	0.03	0.13	40	1.8	2.31
羊肚	87	12.2	3.4	23	0.03	0.17	38	1.4	2.61
猪血	55	12.2	0.3	—	0.03	0.04	4	8.7	0.28
羊血	57	6.8	0.2	—	0.04	0.09	22	18.3	0.67

（数据来源：杨月欣，王光亚，潘兴昌 . 中国食物成分表（第一册）. 2 版 . 北京：北京大学医学出版社，2009）

（二）禽肉类食物

禽肉类食物是指常见禽类食物，如鸡、鸭、鹅、火鸡、鹌鹑、鸵鸟、鸽子等的肌肉、内脏和血液。常见禽肉类食物的主要营养素含量（见表 2-3）和畜肉类食物非常相近，一般情况下，把畜肉类食物和禽肉类食物归为一类（畜禽肉类食物），但它们又有不同之处。

（1）禽肉类食物中的脂肪以不饱和脂肪酸为主，不饱和脂肪酸对心脑血管的健康比较有益；另外，禽肉类食物的价格比畜肉类食物要低。因此，在保证畜禽肉类食物总量的情况下，适当提高禽肉类食物的比例，对经济和健康都比较有益。

表 2-3 常见禽肉类食物的主要营养素含量（每100g净肉生重）

食物原料名称	营养素含量								
	能量（kcal）	蛋白质（g）	脂肪（g）	维生素A总含量（μgRE）	维生素B₁（mg）	维生素B₂（mg）	钙（mg）	铁（mg）	锌（mg）
鸡（平均）	167	19.3	9.4	48	0.05	0.09	9	1.4	1.09
母鸡（一年内）	256	20.3	16.8	139	0.05	0.04	2	1.2	1.46
乌骨鸡	111	22.3	2.3	—	0.02	0.20	17	2.3	1.6
鸡胸脯肉	133	19.4	5.0	16	0.07	0.13	3	0.6	0.51
鸡翅	194	17.4	11.8	68	0.01	0.11	8	1.3	1.12
鸡腿	181	16.0	13.0	44	0.02	0.14	6	1.5	1.12
鸭（平均）	240	15.5	19.7	52	0.08	0.22	6	2.2	1.33
母麻鸭	461	13.0	44.8	476	0.06	0.09	9	2.9	1.38
鸭胸脯肉	90	15.0	1.5	—	0.01	0.07	6	4.1	1.17
鸭翅	146	16.5	6.1	14	0.02	0.16	20	2.1	0.74
盐水鸭（熟）	313	16.6	26.1	35	0.07	0.21	10	0.7	2.04
鹅	251	17.9	19.9	42	0.07	0.23	4	3.8	1.36
火鸡腿	91	20.0	1.2	—	0.07	0.06	12	5.2	9.26
火鸡胸脯肉	103	22.4	0.2	—	0.04	0.03	39	1.1	0.52
鸡肝（肉鸡）	121	16.7	4.5	2867	0.32	0.56	4	9.6	3.46
鸭肝	128	14.5	7.5	1040	0.26	1.05	18	23.1	3.08
鹅肝	129	15.2	3.4	6100	0.27	0.25	2	7.8	3.56
鸡胗	118	19.2	2.8	36	0.04	0.09	7	4.4	2.76
鸭肫	92	17.9	1.3	6	0.04	0.15	12	4.3	2.77
鸡血	49	7.8	0.2	56	0.05	0.04	10	25.0	0.45
鸭血（白鸭）	108	13.6	0.4	—	0.06	0.06	5	30.5	0.50

（数据来源：杨月欣，王光亚，潘兴昌.中国食物成分表（第一册）.2版.北京：北京大学医学出版社，2009）

注：红肉是指脂肪特别是饱和脂肪酸含量较高的肉类食物，一般是指畜肉类食物；白肉则是指脂肪含量较低、以不饱和脂肪酸为主的肉类食物，一般是指禽肉类食物、水产类食物。

（2）除肝脏中维生素 A 的含量高外，禽肉类食物其他部分中的维生素 A 的含量一般，但要高于畜肉类食物（其肝脏部分除外）。

（三）水产类食物

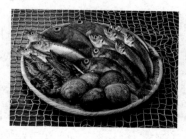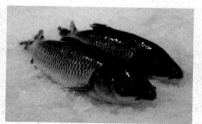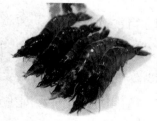

水产类动物的种类繁多，全世界仅鱼类就有 2.5 万～ 3 万种。水产类食物资源与人类的饮食关系密切。从巨大的鲸鱼到游动的小虾，许多都具有丰富的营养价值。在种类繁多的水产类食物资源中，被人类广泛食用的品种主要有鱼类、虾蟹类、贝类、软体类。

水产类食物的营养特点如下。

（1）蛋白质含量较高，且极易被消化吸收，是优质蛋白质的重要来源。

（2）脂肪含量低于畜禽肉类食物，但脂肪组成以不饱和脂肪酸为主，且 n-3 脂肪酸的（α-亚麻酸、EPA、DHA）比例较高。n-3 脂肪酸在人体脑神经发育、调节免疫、预防心脑血管疾病等多方面都有积极的作用。但是在地球上大多数以陆生动植物为主的膳食中，n-3 脂肪酸严重缺乏。提高水产类食物的摄入量是改善这一状况的措施之一。

（3）水产类食物中维生素 B_2、维生素 B_{12} 的含量较高，维生素 A 的含量和禽肉类食物持平（高于畜肉类食物），维生素 B_1 的含量较低。

（4）水产类食物中钙、铁、锌的含量高于畜禽肉类食物，其中，鱼类食物中铁的含量略低于畜禽肉类食物，虾蟹类、贝类食物中铁的含量则高于畜禽肉类食物。因此，水产类食物是钙、铁、锌的良好来源。

综上所述，提高水产类食物在整个动物类食物中的比例是提高饮食健康水平、保证全面营养的重要途径之一。常见鱼类食物的主要营养素含量如表 2-4 所示。常见虾蟹类、贝类、软体类食物的主要营养素含量如表 2-5 所示。

表 2-4　常见鱼类食物的主要营养素含量（每 100g 净肉生重）

食物原料名称	营养素含量								
	能量（kcal）	蛋白质（g）	脂肪（g）	维生素 A 总含量（μgRE）	维生素 B_1（mg）	维生素 B_2（mg）	钙（mg）	铁（mg）	锌（mg）
白条鱼（裸鱼）	103	16.6	3.3	11	—	0.07	58	1.7	3.22
草鱼（白鲩）	113	16.6	5.2	11	0.04	0.11	38	0.8	0.87
黄鳝（鳝鱼）	89	18.0	1.4	50	0.06	0.98	42	2.5	1.97
鲤鱼（鲤拐子）	109	17.6	4.1	25	0.03	0.09	50	1.0	2.08
罗非鱼	98	18.4	1.5	—	0.11	0.17	12	0.9	0.87
泥鳅	96	17.9	2.0	14	0.10	0.33	299	2.9	2.76
青鱼（青皮鱼、青鳞鱼）	118	20.1	4.2	42	0.03	0.07	31	0.9	0.96
乌鳢（黑鱼、石斑鱼）	85	18.5	1.2	26	0.02	0.14	152	0.7	0.80
银鱼（面条鱼）	105	17.2	4.0	—	0.03	0.05	46	0.9	0.16
鲇鱼（胡子鲇、鲢胡）	103	17.3	3.7	—	0.03	0.10	42	2.1	0.53
鲢鱼（白鲢、胖子）	104	17.8	3.6	20	0.03	0.07	53	1.4	1.17
鲫鱼（喜头鱼、海鲋鱼）	108	17.1	2.7	17	0.04	0.09	79	1.3	1.94
鲮鱼（雪鲮）	95	18.4	2.1	125	0.01	0.04	31	0.9	0.83
鳊鱼（鲂鱼、武昌鱼）	135	18.3	6.3	28	0.02	0.07	89	0.7	0.89
鳗鲡（鳗鱼、河鳗）	181	18.6	10.8	—	0.02	0.02	42	1.5	1.15
鳙鱼（胖头鱼、花鲢鱼）	100	15.3	2.2	34	0.04	0.11	82	0.8	0.76

食物原料名称	营养素含量								
	能量（kcal）	蛋白质（g）	脂肪（g）	维生素A总含量（μgRE）	维生素B$_1$（mg）	维生素B$_2$（mg）	钙（mg）	铁（mg）	锌（mg）
鳜鱼（桂鱼、花鲫鱼）	117	19.9	4.2	12	0.02	0.07	63	1.0	1.07
带鱼（白带鱼、刀鱼）	127	17.7	4.9	29	0.02	0.06	28	1.2	0.70
黄鱼（大黄花鱼）	97	17.7	2.5	10	0.03	0.10	53	0.7	0.58
马面鱼（面包鱼、橡皮鱼）	83	18.1	0.6	15	0.02	0.05	54	0.9	1.44
沙丁鱼（沙鳍）	89	19.8	1.1	—	0.01	0.03	184	1.4	0.16
鲅鱼（马鲛鱼、巴鱼）	121	21.2	3.1	19	0.03	0.04	35	0.8	1.39
鲆（片口鱼、比目鱼）	112	20.8	3.2	—	0.11	—	55	1.0	0.53
鲈鱼（鲈花）	105	18.6	3.4	19	0.03	0.17	138	2.0	2.83
鲐鱼（青鲐鱼、鲐巴鱼）	155	19.9	7.4	38	0.08	0.12	50	1.5	1.02
鲑鱼（大麻哈鱼）	139	17.2	7.8	45	0.07	0.18	13	0.3	1.11
鲚鱼（大凤尾鱼）	106	13.2	5.5	15		0.08	114	1.7	1.51
鲳鱼（平鱼、银鲳、刺鲳）	140	18.5	7.3	24	0.04	0.02	46	1.1	0.80
鳕鱼（鳕狭、明太鱼）	88	20.4	0.5	14	0.04	0.14	42	0.5	0.86

（数据来源：杨月欣，王光亚，潘兴昌.中国食物成分表（第一册）.2版.北京：北京大学医学出版社，2009）

表 2-5　常见虾蟹类、贝类、软体类食物的主要营养素含量（每100g净肉生重）

食物原料名称	营养素含量								
	能量（kcal）	蛋白质（g）	脂肪（g）	维生素A总含量（μgRE）	维生素B$_1$（mg）	维生素B$_2$（mg）	钙（mg）	铁（mg）	锌（mg）
1. 虾蟹类									
白米虾	81	17.3	0.4	54	0.05	0.03	403	2.1	2.03
斑节对虾（草虾）	103	18.6	0.8	82	—	—	59	2.0	1.78
对虾	93	18.6	0.8	15	0.01	0.07	62	1.5	2.38
河虾	87	16.4	2.4	48	0.04	0.03	325	4.0	2.24
基围虾	101	18.2	1.4	—	0.02	0.07	83	2.0	1.18
江虾（沼虾）	87	10.3	0.9	102	0.04	0.12	78	8.8	2.71
明虾	85	13.4	1.8	—	0.01	0.04	75	0.6	3.59
虾皮	153	30.7	2.2	19	0.02	0.14	991	6.7	1.93
海蟹	95	13.8	2.3	30	0.01	0.10	208	1.6	3.32
河蟹	103	17.5	2.6	389	0.06	0.28	126	2.9	3.68
2. 贝类									
鲍鱼	84	12.6	0.8	24	0.01	0.16	266	22.6	1.75
蛏子	40	7.3	0.3	59	0.02	0.12	134	33.6	2.01
河蚌	54	10.9	0.8	243	0.01	0.18	248	26.6	6.23

续表

食物原料名称	营养素含量								
	能量（kcal）	蛋白质（g）	脂肪（g）	维生素A总含量（μgRE）	维生素B$_1$（mg）	维生素B$_2$（mg）	钙（mg）	铁（mg）	锌（mg）
牡蛎	73	5.3	2.1	27	0.01	0.13	131	7.1	9.39
生蚝	57	10.9	1.5	—	0.04	0.13	35	5.0	71.20
扇贝（鲜）	60	11.1	0.6	—	—	0.10	142	7.2	11.69
贻贝（鲜）	80	11.4	1.7	73	0.12	0.22	63	6.7	2.47
蛤蜊（平均）	62	10.1	1.1	21	0.01	0.13	133	10.9	2.38
螺（平均）	100	15.7	1.2	26	0.03	0.40	722	7.0	4.60
3. 软体类									
海参	78	16.5	0.2	—	0.03	0.04	285	13.2	0.63
海蜇皮	33	3.7	0.3	—	0.03	0.05	150	4.8	0.55
墨鱼（曼氏无针乌贼）	83	15.2	0.9	—	0.02	0.04	15	1.0	1.34
乌贼	84	17.4	1.6	35	0.02	0.06	44	0.9	2.38
章鱼（八爪鱼）	135	18.9	0.4	—	0.04	0.06	21	0.6	0.68

（数据来源：杨月欣，王光亚，潘兴昌.中国食物成分表（第一册）.2版.北京：北京大学医学出版社，2009）

（四）蛋类食物

蛋类食物主要指鸡蛋、鸭蛋、鹅蛋、鹌鹑蛋、鸽子蛋等。蛋类食物在中国食物结构中占有非常重要的地位，不仅在于其全面的营养、良好的口感和味道，更在于其相对低廉的价格。

蛋类食物的营养特点如下。

（1）蛋类食物中的蛋白质是所有食物中质量最好的，再加上其较高的蛋白质含量，使其成为人体所需优质蛋白质的最佳来源。

（2）蛋类食物（特别是蛋黄）的脂肪含量较高，胆固醇含量极高，但其脂肪中不饱和脂肪酸的含量高于饱和脂肪酸，特别是含有大量的油酸和磷脂。而油酸和磷脂均具有较强的降血脂的作用，这种有利作用基本抵消了高含量的胆固醇对心脑血管的不利影响。据研究，每人每日食用 1~2 个鸡蛋，对血清胆固醇水平无明显影响。

注：胆固醇的不利影响主要针对中老年人群和心脑血管疾病患者，而对于未成年人，特别是对婴幼儿来讲，胆固醇具有积极、有利的影响。因此，未成年人可不必在意胆固醇的摄入量。

（3）蛋类食物中含有丰富的维生素 A、维生素 B$_2$、维生素 B$_{12}$ 等。因此，蛋类食物是人体所需维生素的良好来源。

（4）蛋类食物中含有丰富的矿物质，特别是锌、钙。因此，蛋类食物是人体所需矿物质的良好来源。

综上所述，蛋类食物营养全面、味道鲜美、价格低廉，是健康饮食结构中不可缺少的一个重要食物。常见蛋类食物的营养素含量如表 2-6 所示。

表 2-6　常见蛋类食物的营养素含量（每 100g 净蛋液生重）

食物原料名称	营养素含量								
	能量（kcal）	蛋白质（g）	脂肪（g）	维生素 A 总含量（μgRE）	维生素 B₁（mg）	维生素 B₂（mg）	钙（mg）	铁（mg）	锌（mg）
鸡蛋（白皮）	138	12.7	9.0	310	0.09	0.31	48	2.0	1.0
鸡蛋（红皮）	156	12.8	11.1	194	0.13	0.32	44	2.3	1.01
鸡蛋（土鸡）	138	14.4	6.4	199	0.12	0.19	76	1.7	1.28
鸡蛋白	60	11.6	0.1	—	0.04	0.31	9	1.6	0.02
鸡蛋黄	328	15.2	28.2	438	0.33	0.29	112	6.5	3.79
鸭蛋	180	12.6	13.0	261	0.17	0.35	62	2.9	1.67
鸭蛋白	47	9.9	—	23	0.01	0.07	18	0.1	—
鸭蛋黄	378	14.5	33.8	1980	0.28	0.62	123	4.9	3.09
鹅蛋	196	11.1	15.6	192	0.08	0.30	34	4.1	1.43
鹅蛋白	48	8.9	—	7	0.03	0.04	4	2.8	0.10
鹅蛋黄	324	15.5	26.4	1977	0.06	0.59	13	2.8	1.59
鹌鹑蛋	160	12.8	11.1	337	0.11	0.49	47	3.2	1.61

（数据来源：杨月欣，王光亚，潘兴昌 . 中国食物成分表（第一册）.2 版 . 北京：北京大学医学出版社，2009）

（五）乳类食物

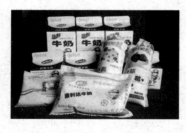 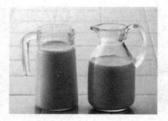 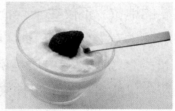

乳类食物主要品种有牛乳、羊乳、马乳等天然乳，以及炼乳、乳粉、酸乳、乳酪、乳饮料等各种乳制品。

1. 乳制品的种类

（1）炼乳。炼乳为浓缩乳的一种，分为淡炼乳和甜炼乳。新鲜乳经低温真空浓缩，去除约三分之二的水分，再经灭菌制成淡炼乳。因受加工的影响，炼乳中的维生素会遭受一定的破坏。因此，通常将维生素加以强化。淡炼乳按适当的比例冲淡后，营养价值基本与鲜乳相同。淡炼乳在胃酸作用下，可形成凝块，便于消化吸收，适合婴儿和对鲜乳过敏者食用。甜炼乳是在鲜乳中加入约 15% 的蔗糖后按上述工艺制成的，其含糖量可达 45% 左右，人们利用其渗透压的作用抑制微生物的繁殖。因甜炼乳的糖分过高，需经大量水冲淡后食用，因此营养成分相对下降，不宜供婴儿食用。

（2）乳粉。乳粉是经脱水干燥制成的粉状食品。根据食用目的，可制成全脂乳粉、脱脂乳粉、调制乳粉等。

① 全脂乳粉。全脂乳粉是将鲜乳浓缩，去除 70% ~ 80% 水分后，经喷雾干燥法或热

滚筒法脱水制成的乳粉。喷雾干燥法制成的乳粉的粉粒小、溶解度高、无异味、营养成分损失少，营养价值较高。热滚筒法生产的乳粉颗粒较大、不均匀，溶解度低，营养素损失较多。一般全脂乳粉的营养成分约为鲜乳的 8 倍。

② 脱脂乳粉。脱脂乳粉是将鲜乳脱去脂肪，再采用与制作全脂乳粉相同的方法制成的乳粉。此种乳粉的脂肪含量仅为 1.3%。在脱脂过程中脂溶性维生素损失较多，但其他营养成分变化不大。脱脂乳粉一般供腹泻的婴儿及需要少油膳食的患者食用。

③ 调制乳粉。调制乳粉又称"母乳化乳粉"，此种乳粉以牛乳为基础，参照母乳的组成结构和特点，进行调整和改善，使乳粉更适合婴儿的生理特点和需要。调制乳粉主要减少了牛乳粉中酪蛋白、甘油三酯、钙、磷和钠的含量，增加了乳清蛋白、亚油酸和乳糖的含量，并强化了维生素 A、维生素 D、维生素 B_1、维生素 B_2、维生素 C、叶酸和微量元素（如铁、铜、锌、锰等）。

（3）酸乳。酸乳是在消毒鲜乳中接种乳酸菌发酵制成的。鲜乳经乳酸菌发酵后，游离的氨基酸和肽会增加，因此更易消化吸收。酸乳中的乳糖减少，使乳糖酶活性低的成人易于吸收。酸乳中的维生素 A、维生素 B_1、维生素 B_2 等的含量与鲜乳含量相似，但叶酸含量却增加了 1 倍，胆碱的含量也明显增加。乳酸菌进入肠道后可抑制一些腐败菌的生长，防止腐败菌对人体的不良作用。

（4）乳酪。乳酪也称干酪，是一种营养价值很高的发酵乳制品。乳酪是在原料乳中加入适量的乳酸菌发酵剂或凝乳酶，使蛋白质发生凝固后成块，并加入盐，经压榨排除乳清之后的产品。除少数品种外，蛋白质中包裹的脂肪成分占乳酪固形物的 45% 以上，而脂肪在发酵中的分解产物使乳酪具有特殊的风味。乳酪在制作过程中，大部分乳糖随乳清流失，少量乳糖在发酵过程中起到促进乳酸发酵的作用，对抑制杂菌的繁殖有意义。乳酪中含有原料乳中的各种维生素，其中，脂溶性维生素大多保留在蛋白质凝块当中，而水溶性的维生素有一部分流失了，但含量仍不低于原料乳。原料乳中微量的维生素 C 几乎全部流失。乳酪外皮中的维生素 B 族含量高于乳酪的中心部分。硬质乳酪是钙的极佳来源，软质乳酪的含钙量较低。

（5）乳饮料。乳饮料包括乳饮料、乳酸饮料、乳酸菌饮料等。严格来讲，乳饮料不属于乳制品范畴，其主要原料为水和牛乳。乳饮料、乳酸饮料和乳酸菌饮料的蛋白质含量均大于或等于 1.0。乳饮料的配料包括水、糖或甜味剂、果汁、有机酸、香精、牛乳等。乳酸饮料中不含活性乳酸菌，但添加有乳酸，因此其具有一定的酸味。乳酸菌饮料中含有活性乳酸菌，是由发酵乳加水和其他成分配制而成的。因此，乳饮料的营养价值低于液态乳类产品，其蛋白质含量约为牛乳的三分之一，但因其风味多样、味甜可口，受到儿童和青少年的喜爱。

2. 乳类食物的营养价值

常见乳类食物的主要营养素含量如表 2-7 所示。乳类食物除具有动物类食物的常见营养特点外，较突出的特点就是钙含量特别丰富，且人体对其的吸收率高。因此，乳类食物是人体所需钙质的最佳来源；但乳类食物中的铁含量较低，为贫铁食物；且乳类食物摄入量过高也会阻碍铁的吸收。因此，乳类食物的摄入量一定要适中，建议成人每日饮乳 400 ~ 500mL。

表 2-7　常见乳类食物的主要营养素含量（每 100g）

食物原料名称	营养素含量								
	能量 （kcal）	蛋白质 （g）	脂肪 （g）	维生素 A 总含量 （μgRE）	维生素 B$_1$ （mg）	维生素 B$_2$ （mg）	钙 （mg）	铁 （mg）	锌 （mg）
牛乳（平均）	54	3.0	3.2	24	0.03	0.14	104	0.3	0.42
鲜羊乳	59	1.5	3.5	84	0.04	0.12	82	0.5	0.29
全脂牛奶粉	478	20.1	21.2	141	0.11	0.73	676	1.2	3.14
酸乳（平均）	72	2.5	2.7	26	0.03	0.15	118	0.4	0.53
乳酪	328	25.7	23.5	152	0.06	0.91	799	2.4	6.97

（数据来源：杨月欣，王光亚，潘兴昌.中国食物成分表（第一册）.2 版.北京：北京大学医学出版社，2009）

❓ **想一想**

1．比较猪、牛、羊的后腿肉在营养价值上有什么不同？

2．假如通过食物来补充钙、铁、锌，你会选择哪些动物类食物？

3．某人为乳糖不耐受症患者，你会建议他怎样食用乳类食品？

❓ **做一做**

1．逛一逛超市、农贸市场，了解常见动物类食物的价格及形态。

2．从电视、书籍、网络等媒体上了解一些牛羊肉及水产类食物的烹调制作方法，尝试自己动手烹饪，并和同学交流烹饪方法。

3．找来纯牛乳和"营养快线"的外包装，通过外包装上的文字分析纯牛乳和"营养快线"在营养上有什么不同。

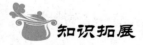 **知识拓展**

乳糖不耐受症患者怎样选择乳类食物？

我国居民中乳糖不耐受症患者比例较高，乳糖不耐受症患者可食用低乳糖乳及乳制品，如酸乳、乳酪、低乳糖乳等。

乳糖不耐受症患者应避免空腹饮牛乳。空腹时，牛乳在胃肠道通过的时间短，乳糖不能很好地被小肠吸收而较快地进入大肠，因此会加重乳糖不耐受的症状。首先，建议不要空腹饮牛乳，最好在正餐或在餐后1 ~ 2小时内饮牛乳。其次，饮用时要合理搭配食物，建议饮牛乳时注意和固体食物搭配饮用。最后，要少量多次饮牛乳。建议将一天的饮用量分为2 ~ 3次饮用。有乳糖不耐受症且无饮牛乳习惯者可从少量饮牛乳（50mL）开始，逐渐增加饮用量。

注：乳糖不耐受症是指有些人饮用牛乳后出现腹胀、腹痛、腹泻、排气增多等不适症

状，这主要是由于他们消化道内缺乏乳糖酶，不能将牛乳中的乳糖完全分解以被小肠吸收，残留了过多的乳糖进入结肠，又不能在结肠发酵利用所致。

任务三　大　豆　类

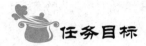
任务目标

能力目标
● 掌握全豆豆浆的制作方法

知识目标
● 了解：大豆类食物在营养上的重要作用
● 熟悉：大豆类食物的分类
● 掌握：大豆类食物的营养价值及具体品种之间在营养上的异同

任务学习

　　大豆是中国重要的粮食作物之一，已有几千年的栽培历史，"五谷"中的"菽"即指大豆，大豆制品的制作也源远流长。2000多年前，西汉时期淮南王刘安发明的豆腐不仅传遍了中国，而且风靡世界。大豆类食物在中国的饮食中占据了非常重要的地位，用现代营养学的观点解释就是，其含有丰富的优质蛋白质。中国传统饮食以植物类食物为主，这种饮食结构的最大的"短板"就是缺乏优质蛋白质，而豆类食物，特别是大豆类食物的加入，在一定程度上弥补了这一"短板"。

一、分类

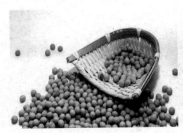
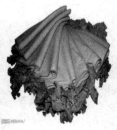
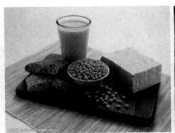
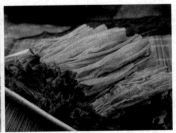

　　大豆类食物主要是指黄豆、青豆、黑豆三种大豆，以及豆浆、豆腐、豆腐脑、豆腐皮、腐竹、素鸡、黄豆芽等大豆制品。

二、营养价值

大豆类食物的营养价值如下。

（1）大豆类食物中含有丰富的优质蛋白质，这种蛋白质的质量足以和动物类食物中的蛋白质相媲美。因此，大豆类食物有"植物肉"的美称。虽然大豆类食物和动物类食物都可以给人体提供优质蛋白质，但大豆类食物无法完全代替动物类食物，原因有二：①动物类食物中的一些营养成分是大豆类食物无法提供（如维生素 B_{12}）或无法足量提供（如钙、铁、锌）的；②动物类食物特有的美味使得人们无法放弃它。因此，在合理的膳食结构中，动物类食物和大豆类食物共同构成了人体所需的优质蛋白质的来源。

（2）大豆类食物中大多含有较多的脂肪，这种脂肪以不饱和脂肪酸为主，是高血压、动脉粥样硬化等疾病患者的理想食物。但在食用大豆类食物时，要适当减少烹调油或其他脂肪含量较高食物（如畜禽肉类食物）的摄入量，以防脂肪总量超标。

（3）大豆类食物中虽然含有较多的"糖类"，但这种"糖类"在人体内很难被消化，其作用更接近于可溶性纤维；且大豆类食物中含有不溶性纤维，因此大豆类食物中的膳食纤维非常丰富，是人体所需膳食纤维的重要来源。

（4）大豆类食物中的维生素含量不均衡，大豆类原料中的维生素含量较高，而大豆制品中的维生素含量较少。

（5）大豆类食物中的矿物质非常丰富，是人体所需钙、铁、锌等矿物质的重要来源；但因人体对其的吸收率较低，所以其补充矿物质的作用不及动物类食物。

（6）大豆类食物中还含有一些有益于人体健康的保健成分，如大豆磷脂、大豆皂苷、大豆异黄酮等。

综上所述，大豆类食物凭借其独特的营养价值，成为中国完整饮食结构中不可缺少的一部分。不仅如此，世界各国也逐渐认识到大豆类食物的重要性，特别是一些以动物类食物为主要膳食的国家。这些国家的营养专家发现，用大豆类食物取代一部分肉类食物后，不仅没有降低食物的营养，反而因减少了饱和脂肪酸和胆固醇的摄入量，从而更加有益于人体的健康。因此，这些国家也开始倡导其国民多食用大豆类食物。例如，美国每年 8 月 15 日是"大豆行动计划"日，倡议人们在这一天多食用大豆类食物及其制品。常见大豆类食物及其制品的营养素含量如表 2-8 所示。

表 2-8　常见大豆类食物及其制品的营养素含量（每 100g）

食物原料名称	营养素含量										
	能量（kcal）	蛋白质（g）	脂肪（g）	碳水化合物（g）	不溶性纤维（g）	维生素 A 总含量（μgRE）	维生素 B_1（mg）	维生素 B_2（mg）	钙（mg）	铁（mg）	锌（mg）
黄豆	390	35.0	16.0	34.2	15.5	37	0.41	0.20	191	8.2	3.34
黑豆	401	36.0	15.9	33.6	10.2	5	0.20	0.33	224	7.0	4.18
青豆	398	34.5	16.0	35.4	12.6	132	0.41	0.18	200	8.4	3.18

续表

食物原料名称	营养素含量										
	能量（kcal）	蛋白质（g）	脂肪（g）	碳水化合物（g）	不溶性纤维（g）	维生素A总含量（μgRE）	维生素B$_1$（mg）	维生素B$_2$（mg）	钙（mg）	铁（mg）	锌（mg）
豆腐（北豆腐）	98	12.2	4.8	2.0	0.5	5	0.05	0.03	138	2.5	0.63
豆腐（南豆腐）	57	6.2	2.5	2.6	0.2	—	0.02	0.04	116	1.5	0.59
豆腐（内酯豆腐）	50	5.0	1.9	3.3	0.4	—	0.06	0.03	17	0.8	0.55
豆腐脑（老豆腐）	15	1.9	0.8	—			0.04	0.02	18	0.9	0.49
豆浆	16	1.8	0.7	1.1	1.1	15	0.02	0.02	10	0.5	0.24
豆腐丝	203	21.5	10.5	6.2	1.1	5	0.04	0.12	204	9.1	2.04
豆腐皮（油皮）	410	44.6	17.4	18.8	0.2		0.31	0.11	116	13.9	3.81
油豆腐	244	17.0	17.6	4.9	0.6	5	0.05	0.04	147	5.2	2.03
腐竹	459	44.6	21.7	22.3	1.0	—	0.13	0.07	77	16.5	3.69
千张（百叶）	260	24.5	16.0	5.5	1.0	5	0.04	0.05	313	6.4	2.52
豆腐干	140	16.2	3.6	11.5	0.8	—	0.03	0.07	308	4.9	1.76
素鸡	192	16.5	12.5	4.2	0.9	60	0.02	0.03	319	5.3	1.72

（数据来源：杨月欣，王光亚，潘兴昌．中国食物成分表（第一册）.2版．北京：北京大学医学出版社，2009）

想一想

1．豆浆能够代替纯牛乳吗？

2．用大豆类食物代替部分肉类食物在营养上有什么益处？

3．饮用全豆豆浆和食用熟大豆有区别吗？

做一做

1．逛一逛超市、农贸市场，了解常见的大豆类食物原料的品种和价格，了解南豆腐、北豆腐、日本豆腐之间的区别。

2．通过查看食物成分表，分析纯牛乳和北豆腐的钙含量的差异。

知识拓展

为什么要鼓励居民增加大豆类食物的摄入量？

《中国居民营养与健康状况调查报告》显示，我国居民平均每人每日干豆类食物摄入量为4.2g，豆制品摄入量为11.8g，远低于"中国居民平衡膳食宝塔"的建议摄入量50g。过去20年间，城乡居民的干豆类食物摄入量没有明显变化，而豆制品摄入量略有上升，且城市居民和农村居民的摄入量有一定差距。大豆类食物营养丰富，且具有多种健康功效，尤其对老年人和心脑血管疾病患者是一类很好的食物，建议每人每天摄入40g大豆类食物。以所提供的蛋白质计，40g大豆分别约相当于200g豆腐、100g豆腐干、30g腐竹、700g豆腐脑、800g豆浆。

豆浆中的蛋白质含量与牛乳相当，且易于被消化吸收，其饱和脂肪酸、糖类含量低于牛乳，也不含胆固醇，适合老年人及心脑血管疾病患者饮用。但豆浆中钙和维生素C的含量远低于牛乳，锌、硒、维生素A、维生素B$_2$的含量也比牛乳低。因此，豆浆和牛乳在营养上各有特点，二者最好每天都饮用。

注：大豆类食物中含有一些抗营养因子，如胰蛋白酶抑制因子、脂肪氧化酶和植物红细胞凝集素，饮用生豆浆或未煮开的豆浆后数分钟至 1 小时，可能出现恶心、呕吐、腹痛、腹胀和腹泻等中毒症状。这些抗营养因子都是热不稳定的，通过加热处理即可消除。因此，饮用豆浆时必须首先用大火煮沸，再改用文火煮 5 分钟左右，只有在这些有害物质被彻底消除后才能饮用。

任务四 蔬 果 类

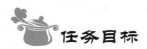 任务目标

能力目标
● 掌握多种蔬菜，特别是叶菜类蔬菜的制作方法

知识目标
● 了解：蔬果类食物对老年人和肥胖人群的重要性，蔬菜和水果的相互不可替代性
● 熟悉：蔬果类食物的分类
● 掌握：蔬果类食物的营养价值，以及某些品种在营养上的独特优势

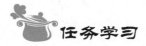 任务学习

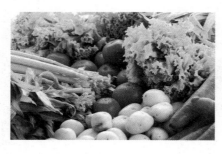 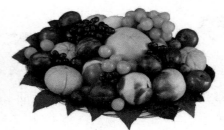

　　蔬果类食物是一类地区性、季节性非常强的食物，种类繁多、形色各异。虽然中国很早就明确了蔬果类食物的地位，如《黄帝内经》中提到"五谷为养、五果为助、五畜为益、五菜为充"，但在实际生活中，人们往往容易忽视这一类食物，很多儿童不喜欢吃蔬果类食物，甚至成年人也把蔬果类食物作为一餐饭的"添头"，可多可少、可有可无。例如，北方人吃面食（如拉面、烩面、刀削面），通常会放少量的蔬菜（如香菜）作为点缀，但这

起到的作用仅仅是在色泽、味道上的改善，而不是营养上的补充。因此，在当今饮食卫生条件日益改善、慢性代谢性疾病却呈高增长率的矛盾中，我们需要正确认识蔬果类食物在饮食中所起的作用。

一、分类

蔬果类食物的分类方法很多，这里可以粗略地将其分为蔬菜类和水果类两类。

1. 蔬菜类

（1）叶菜类：以叶和嫩茎作为食用部分的蔬菜，如小白菜、小油菜、菠菜等。

（2）根茎类：以根和茎作为食用部分的蔬菜，如洋葱、马铃薯、白萝卜、胡萝卜等。

（3）瓜茄类：以果实作为食用部分的蔬菜，如黄瓜、西红柿、茄子、青椒等。

（4）鲜豆类：各种鲜豆荚类的蔬菜，如扁豆角、芸豆角、长豆角等。

（5）菌藻类：如蘑菇、香菇、银耳、木耳等。

2. 水果类

（1）核果类：如桃、李、杏等。

（2）仁果类：如苹果、梨等。

（3）柑橘类：如柑、橘、柚等。

（4）浆果类：如草莓、猕猴桃、葡萄等。

（5）坚果类：如核桃、花生、杏仁等。

二、营养价值

（1）能量密度值远低于其他几类食物，脂肪含量极低，蛋白质和糖类含量也不高（部分蔬菜略高）；富含膳食纤维，人食用后饱腹感较强。因此，蔬果类食物是典型的减肥食物。

（2）富含维生素 C。除蔬果类食物外，其他类食物几乎不含维生素 C。因此，蔬果类食物是人体所需维生素 C 的唯一食物来源。

（3）富含胡萝卜素（维生素 A）、维生素 B_2、维生素 B_1、叶酸等。由于其他类食物（动物肝脏除外）维生素 A 的含量较少，而深色蔬果往往含有较多的胡萝卜素（胡萝卜素可转化为维生素 A），因此蔬果类食物是人体所需维生素 A 的主要食物来源。同样，蔬果类食物可提供部分维生素 B_2、维生素 B_1、叶酸等，可满足人体对这些维生素的需求量。我国一些营养调查报告表明，维生素 B_2 缺乏症的发生往往与食用绿叶蔬菜不足有关。

（4）富含矿物质，如钙、铁、锌等。蔬果类食物中的叶菜类蔬菜中钙、铁的含量几乎和动物类食物相当，但人体对其的吸收率不及动物类食物。

（5）富含膳食纤维。蔬果类食物富含膳食纤维，特别是水果类食物中富含可溶性纤维。因此，蔬果类食物是人体所需膳食纤维的主要食物来源之一。

（6）富含营养素之外的其他有益成分，如番茄红素、活性多糖、植物类黄酮等。这些有益成分在提高人体免疫功能、抑制癌症、防治心脑血管疾病等方面都有显著的作用。因此，强调蔬果类食物的足量摄入对中老年人具有特别的意义。

另外，在食用蔬果类食物时，需要特别注意以下事项。

（1）蔬果类食物的营养价值必须通过足够的摄入量来体现。

（2）叶菜类蔬菜中的维生素、矿物质含量普遍高于其他蔬果类食物。因此，食用蔬果类食物时要优先考虑叶菜类蔬菜。

（3）环境因素对维生素的影响较大，如维生素 C 在高温、光照、氧气、碱性环境条件下会大量损失。因此，合理的储存、加工烹饪方法对蔬果类食物中维生素的保存显得非常重要。

常见蔬菜类食物的主要营养素含量如表 2-9 所示。常见水果类食物的主要营养素含量如表 2-10 所示。

表 2-9　常见蔬菜类食物的主要营养素含量（每 100g）

食物原料名称	营养素含量										
	能量（kcal）	蛋白质（g）	糖类（g）	不溶性纤维（g）	维生素 A 总含量（μgRE）	维生素 B₁（mg）	维生素 B₂（mg）	维生素 C（mg）	钙（mg）	铁（mg）	锌（mg）
叶菜类											
大白菜（平均）	18	1.5	3.2	0.8	20	0.04	0.05	31	50	0.7	0.38
小白菜	17	1.5	2.7	1.1	280	0.02	0.09	28	90	1.9	0.31
白菜薹（菜心）	28	2.8	4.0	1.7	160	0.05	0.08	44	96	2.8	0.87
瓢儿菜（上海青）	18	1.7	3.2	1.6	200	—	0.03	10	59	1.8	0.54
油菜	25	1.8	3.8	1.1	103	0.04	0.11	36	108	1.2	0.33
油菜（黑）	19	1.8	2.9	0.9	243	0.01	0.10	24	191	5.9	1.27
油菜（小）	12	1.3	1.6	0.7	243	0.01	0.08	7	153	3.9	0.87
甘蓝（卷心菜）	24	1.5	4.6	1.0	12	0.03	0.03	40	49	0.6	0.25
菜花	26	2.1	4.6	1.2	5	0.03	0.08	61	23	1.1	0.38
西蓝花	36	4.1	4.3	1.6	1202	0.09	0.13	51	67	1.0	0.78
芥菜（雪里蕻）	27	2.0	4.7	1.6	52	0.03	0.11	31	230	3.2	0.70
芥菜（盖菜）	16	1.8	2.0	1.2	283	0.02	0.11	72	28	1.0	0.41
芥菜（小芥菜）	26	2.5	3.6	1.0	242	0.05	0.10	51	80	1.5	0.50
菠菜（赤根菜）	28	2.6	4.5	1.7	487	0.04	0.11	32	66	2.9	0.85
落葵（木耳菜）	23	1.6	4.3	1.5	337	0.06	0.06	34	166	3.2	0.32
芹菜叶	35	2.6	5.9	2.2	488	0.08	0.15	22	40	0.6	1.14
生菜（莜麦菜）	16	1.4	2.1	0.6	60	—	0.10	20	70	1.2	0.43
生菜（叶用莴苣）	15	1.3	2.0	0.7	298	0.03	0.06	20	70	1.20	0.43
香菜（芫荽）	33	1.8	6.2	1.2	193	0.04	0.14	48	101	2.9	0.45
苋菜（绿）	30	2.8	5.0	2.2	352	0.03	0.12	47	187	5.4	0.80
茼蒿	24	1.9	3.9	1.2	252	0.04	0.09	18	73	2.5	0.35
茴香（小茴香）	27	2.5	4.2	1.6	402	0.06	0.09	26	154	1.2	0.73
蕹菜（空心菜）	23	2.2	3.6	1.4	253	0.03	0.08	25	99	2.3	0.39
金针菜（黄花菜）	214	19.4	34.9	7.7	307	0.05	0.21	10	301	3.99	4.22

续表

食物原料名称	营养素含量										
	能量（kcal）	蛋白质（g）	糖类（g）	不溶性纤维（g）	维生素A总含量（µgRE）	维生素B₁（mg）	维生素B₂（mg）	维生素C（mg）	钙（mg）	铁（mg）	锌（mg）
韭菜	29	2.4	4.6	1.4	235	0.02	0.09	24	42	1.6	0.43
马齿苋	28	2.3	3.9	0.7	372	0.03	0.11	23	85	1.5	—
苜蓿（草头）	64	3.9	10.9	2.1	440	0.10	0.73	118	713	9.7	2.01
根茎类											
白萝卜	23	0.9	5.0	1.0	3	0.02	0.03	21	36	0.5	0.30
胡萝卜	39	1.0	8.8	1.1	688	0.04	0.03	13	32	1.0	0.23
芹菜茎	22	1.2	4.5	1.2	57	0.02	0.06	8	80	1.2	0.24
莴苣	15	1.0	2.8	0.6	25	0.02	0.02	4	23	0.9	0.33
竹笋	23	2.6	3.6	1.8	—	0.08	0.08	5	9	0.5	0.33
大蒜	128	4.5	27.6	1.1	5	0.04	0.06	7	39	1.2	0.88
蒜黄	24	2.5	3.8	1.4	47	0.05	0.07	18	24	1.3	0.33
蒜苗	40	2.1	8.0	1.8	47	0.11	0.08	35	29	1.4	0.46
蒜薹	66	2.0	15.4	2.5	80	0.04	0.07	1	19	4.2	1.04
大葱	33	1.7	6.5	1.3	10	0.03	0.05	17	29	0.7	0.40
小葱	27	1.6	4.9	1.4	140	0.05	0.06	21	72	1.3	0.35
洋葱	40	1.1	9.0	0.9	3	0.03	0.03	8	24	0.6	0.23
藕（莲菜）	73	1.9	16.4	1.2	3	0.09	0.03	44	39	1.4	0.23
山药	57	1.9	12.4	0.8	3	0.05	0.02	5	16	0.3	0.27
鲜豆类											
扁豆	41	2.7	8.2	2.1	25	0.04	0.07	13	38	1.9	0.72
荷兰豆	30	2.5	4.9	1.4	80	0.09	0.04	16	51	0.9	0.50
四季豆	31	2.0	5.7	1.5	35	0.04	0.07	6	42	1.5	0.23
芸豆	30	0.8	7.4	2.1	40	0.33	0.06	9	88	1.0	1.04
豇豆（长）	32	2.7	5.8	1.8	20	0.07	0.07	18	42	1.0	0.94
黄豆芽	47	4.5	4.5	1.5	5	0.04	0.07	8	21	0.9	0.54
绿豆芽	19	2.1	2.9	0.8	3	0.05	0.06	6	9	0.6	0.35
豌豆苗	38	4.0	4.6	1.9	445	0.05	0.11	67	40	4.2	0.77
瓜茄类											
茄子	23	1.1	4.9	1.3	8	0.02	0.04	5	24	0.5	0.23
番茄（西红柿）	20	0.9	4.0	0.5	92	0.03	0.03	19	10	0.4	0.13
奶柿子（圣女果）	15	0.6	3.2	0.8	88	0.05	0.02	8	15	0.4	0.14
辣椒（红、小）	38	1.3	8.9	3.2	232	0.03	0.06	144	37	1.4	0.30
辣椒（青、尖）	27	1.4	5.8	2.1	57	0.03	0.04	62	15	0.7	0.22
甜椒（柿子椒）	25	1.0	5.4	1.4	57	0.03	0.03	72	14	0.8	0.19
冬瓜	12	0.4	2.6	0.7	13	0.01	0.01	18	19	0.2	0.07
黄瓜	16	0.8	2.9	0.5	15	0.02	0.03	9	24	0.5	0.18

食物 原料名称	营养素含量										
	能量 （kcal）	蛋白质 （g）	糖类 （g）	不溶性 纤维 （g）	维生素A 总含量 （μgRE）	维生素B₁ （mg）	维生素B₂ （mg）	维生素C （mg）	钙 （mg）	铁 （mg）	锌 （mg）
苦瓜	22	1.0	4.9	1.4	17	0.03	0.03	56	14	0.7	0.36
丝瓜	21	1.0	4.2	0.6	15	0.02	0.04	5	14	0.4	0.21
西葫芦	19	0.8	3.8	0.6	5	0.01	0.03	6	15	0.3	0.12
菌藻类											
金针菇	32	2.4	6.0	2.7	5	0.15	0.19	2	—	1.4	0.39
蘑菇（鲜）	24	2.7	4.1	2.1	2	0.08	0.35	2	6	1.2	0.92
木耳（水发）	27	1.5	6.0	2.6	3	0.01	0.05	1	34	5.5	0.53
香菇（鲜）	26	2.2	5.2	3.3	—	—	0.08	1	2	0.3	0.66
海带（浸）	16	1.1	3.0	0.9	52	0.02	0.10	—	241	3.3	0.66
紫菜（干）	250	26.7	44.1	21.6	228	0.27	1.02	2	264	54.9	2.47

（数据来源：杨月欣，王光亚，潘兴昌.中国食物成分表（第一册）.2版.北京：北京大学医学出版社，2009）

表2-10　常见水果类食物的主要营养素含量（每100g）

食物 原料名称	营养素含量										
	能量 （kcal）	蛋白质 （g）	糖类 （g）	不溶性 纤维 （g）	维生素A 总含量 （μgRE）	维生素B₁ （mg）	维生素B₂ （mg）	维生素C （mg）	钙 （mg）	铁 （mg）	锌 （mg）
苹果	54	0.2	13.5	1.2	3	0.06	0.02	4	4	0.6	0.19
梨	50	0.4	13.3	3.1	6	0.03	0.06	6	9	0.5	0.46
桃	51	0.9	12.2	1.3	3	0.01	0.03	7	6	0.8	0.34
李子	38	0.7	8.7	0.9	25	0.03	0.02	—	—	—	—
梅	35	0.9	6.2	1.0	—				11	1.8	—
杏	38	0.9	9.1	1.3	75	0.02	0.03	4	14	0.6	0.20
枣（鲜）	125	1.1	30.5	1.9	40	0.06	0.09	243	22	1.2	1.52
枣（干、大）	317	2.1	81.1	9.5	—	0.08	0.15	7	54	2.1	0.45
樱桃	46	1.1	10.2	0.3	35	0.02	0.02	10	11	0.4	0.23
葡萄	44	0.5	10.3	0.4	8	0.04	0.02	25	5	0.4	0.18
葡萄干	344	2.5	83.4	1.6	—	0.09	—	5	52	9.1	0.18
石榴	73	1.4	18.7	4.8	—	0.05	0.03	9	9	0.3	0.19
柿子	74	0.4	18.5	1.4	20	0.02	0.02	30	9	0.2	0.08
中华猕猴桃	61	0.8	14.5	2.6	22	0.05	0.02	62	27	1.2	0.57
草莓	32	1.0	7.1	1.1	5	0.02	0.03	47	18	1.8	0.14
橙子	48	0.8	11.1	0.6	27	0.05	0.04	33	20	0.4	0.14
柑橘	51	0.7	11.9	0.4	148	0.08	0.04	28	35	0.2	0.08
金橘	58	1.0	13.7	1.4	62	0.04	0.03	35	56	1.0	0.21
柚子	42	0.8	9.5	0.4	2	—	0.03	23	4	0.3	0.40
柠檬	37	1.1	6.2	1.3	—	0.05	0.02	22	101	0.8	0.65

续表

食物原料名称	营养素含量										
	能量（kcal）	蛋白质（g）	糖类（g）	不溶性纤维（g）	维生素A总含量（μgRE）	维生素B$_1$（mg）	维生素B$_2$（mg）	维生素C（mg）	钙（mg）	铁（mg）	锌（mg）
芭蕉（甘蕉、牙蕉）	115	1.2	28.9	3.1	—	0.02	0.02	—	6	0.3	0.16
菠萝（凤梨）	44	0.5	10.8	1.3	3	0.04	0.02	18	12	0.6	0.14
刺梨	63	0.7	16.9	4.1	483	0.05	0.03	2585	68	2.9	—
荔枝	71	0.9	16.6	0.5	2	0.10	0.04	41	2	0.4	0.17
杧果	35	0.6	8.3	1.3	150	0.01	0.04	23	—	0.2	0.09
香蕉（甘蕉）	93	1.4	22.0	1.2	10	0.02	0.04	8	7	0.4	0.18
白金瓜	25	0.4	6.2	0.5	17	0.05	0.08	17	12	0.4	0.26
哈密瓜	34	0.5	7.9	0.2	153	—	0.01	—	—	0.5	—
甜瓜	27	0.4	6.2	0.4	5	0.02	0.03	15	14	0.7	0.09
西瓜	26	0.6	5.8	0.3	75	0.02	0.03	6	8	0.3	0.10

（数据来源：杨月欣，王光亚，潘兴昌. 中国食物成分表（第一册）. 2版. 北京：北京大学医学出版社，2009）

想一想

1. 蔬菜类食物和水果类食物能够相互替代吗？请说明原因。

2. 和其他蔬菜相比，叶菜类蔬菜具有哪些营养上的优势？

3. 假如小明每天需要100mg的维生素C，那么他每天需要吃多少克鲜枣、多少克青椒？

做一做

逛一逛超市、农贸市场，了解本地不同季节常见的蔬果类食物的品种及价格。

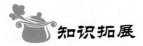

知识拓展

什么是植物化学物质？

随着营养学的发展，在营养与健康和疾病关系的相关研究中，食物中的已知必需营养素以外的化学成分，正在日益引起人们的关注。特别是这些成分在预防慢性病中的作用，更是值得人们关注，其中有一些已作为保健食品的成分被广为应用。这些食物中的已知必需营养素以外的化学成分多为植物来源，故泛称植物化学物质，一般包括萜类化合物、有机硫化合物、类黄酮、植物多糖等。

萜类化合物主要在柑橘类水果（特别是果皮精油）、食品调料、香料和一些植物油、黄豆等中含量丰富。有机硫化合物多存在于西蓝花、卷心菜、甘蓝等十字花科蔬菜和葱、蒜中。类黄酮在柑橘类、苹果、梨、红葡萄、樱桃、黑莓、桃、杏等水果，胡萝卜、芹菜、西红柿、菠菜、洋葱、西蓝花、莴苣、黄瓜等蔬菜，以及谷物、豆类、茶叶、葡萄酒、咖啡豆、可可豆中含量较多。植物多糖在菌藻类蔬菜中含量较多，按其来源可分为香菇多糖、银耳多糖、甘薯多糖、枸杞多糖等。

植物化学物质具有多种生理功能，主要表现在抗氧化作用、调节免疫力、抑制癌症、抗感染、降低胆固醇、延缓衰老等方面。因此，它具有保护人体健康，以及预防心脑血管疾病和癌症等疾病的作用。

1. 蔬果类食物与癌症预防

新鲜的蔬果类食物已被公认为是最佳的防癌食物。世界癌症研究基金会（WCRF）和美国癌症研究所（AICR）总结世界各国的研究材料后认为，有充分证据表明蔬果类食物能够降低口腔癌、咽癌、食管癌、肺癌、胃癌、结肠癌、直肠癌等癌症的危险性，且很可能能够降低喉癌、胰腺癌、乳腺癌、膀胱癌等癌症的危险性，亦可能有降低子宫颈癌、子宫内膜癌、肝癌、前列腺癌等癌症的危险性的作用。蔬果类食物的防癌作用与它们所含的营养成分，包括抗氧化剂（如类胡萝卜素、维生素C、类黄酮类化合物、异硫氰酸盐）、有机硫化物、矿物质和其他活性成分等有关，这些物质能够使DNA免受损伤，促进其修复，减少突变。另外，蔬果类食物富含膳食纤维，能够缩短食物残渣在肠道的通过时间，并可与潜在的致癌物、次级胆汁酸、短链脂肪酸结合，促进其排出。

2. 蔬果类食物与心脑血管疾病预防

大量研究表明，蔬果类食物的摄入可降低心脑血管疾病的发病率。来自美国哈佛大学的一项前瞻性研究表明，每增加一份蔬果类食物的摄入，冠心病的发病风险就可降低4%；每增加一份绿叶蔬菜、十字花科蔬菜、薯类的摄入，就可使女性冠心病的发病风险分别降低30%、24%和22%。另外，研究结果显示，适当多食用蔬果类食物，特别是绿叶蔬菜、富含维生素C的蔬果类食物，可降低患冠心病的风险。世界卫生组织（WHO）和联合国粮农组织（FAO）专家咨询委员会在《膳食、营养与慢性疾病预防》报告中指出，在"防止高血压膳食方法"的研究中，增加蔬果类食物摄入的同时降低脂肪摄入或仅增加蔬果类食物的摄入，均可有效降低血压，在群体水平上可降低心脑血管疾病的发病风险。

3. 蔬果类食物与II型糖尿病预防

研究表明，适当多食用蔬果类食物可降低II型糖尿病的发病率，这与蔬果类食物中富含膳食纤维有关，因为膳食纤维可降低餐后血糖反应，也可通过抗氧化成分来介导。一项随访20年的调查结果显示，与不摄入蔬果类食物的人相比，每天摄入5份或更多蔬果类食物的人患II型糖尿病的危险性显著降低。

在美国、芬兰进行的随访观察研究也显示，食用富含蔬果类食物的膳食可显著降低患糖尿病的危险性，而与其作用相反的是红肉、加工肉、油炸食品、高脂乳制品、精制谷类、糖、点心等膳食及以奶油、全脂奶为主要食材的膳食。糖类食物对糖尿病患者也很重要，尤其是来自蔬果类食物中的糖类。应鼓励糖尿病患者选择各种蔬果类食物，特别是富含膳食纤维的蔬果类食物。

4. 蔬果类食物与控制体重

蔬果类食物中富含水分和膳食纤维，体积大但能量密度较低，能增强食用者的饱腹感，从而降低能量的摄入，故食用富含蔬果类食物的膳食有利于维持健康体重。一项长达10年的前瞻性研究结果显示，蔬果类食物摄入量高者（每周摄入19份以上蔬果类食物）的体质指数（BMI）显著偏低。在加拿大、美国进行的较长时间的随访研究也表明，适当多食用蔬果类食物可降低发生肥胖的危险性。《中国成人超重和肥胖症预防控制指南》建议人们注意膳食平衡，特别要增加蔬果类食物在膳食中的比例，这对预防超重和肥胖有重要意义。

5. 蔬果类食物与防治便秘

蔬果类食物中含有丰富的纤维素，是膳食纤维的重要来源。由于膳食纤维易吸水，因此会增加粪便体积和重量，促进肠道蠕动，软化粪便，增加排便频率，降低粪便在肠道中停留的时间，故食用蔬果类食物可以防治便秘。

任务五　油　脂　类

任务目标

能力目标
● 能够根据营养需求为各年龄段的人群选择油脂类食物

知识目标
● 了解：油脂类食物对血脂和血胆固醇的影响
● 熟悉：油脂类食物的分类
● 掌握：油脂类食物的营养价值的判断标准

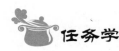

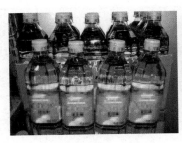
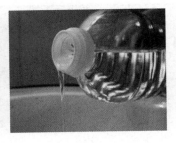
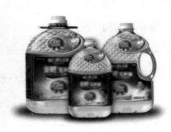

油脂类食物是指在加工烹饪过程中使用的各种植物油和动物油。油脂类食物一直是引起极大争议的一类食物：一种观点认为，人没必要食用油脂类食物，因为所有食物中都含有油脂，所以油脂类食物所提供的营养完全可以通过食用其他食物来满足，而且油脂类食物的能量值极高，营养又极其单调，极易因食用过量而引起健康问题；而另一种观点认为，人需要摄入一定量的油脂类食物，因为单靠其他食物来满足人体对能量和必需脂肪酸的全部需

要，理论上可行但实际上行不通。同时，油脂类食物又是除盐之外对食物味道影响最大的一类调味品，人很难拒绝它。本书倾向于第二种观点，但是油脂类食物确实也是影响心脑血管的健康和肥胖的一种重要的饮食因素，其影响的关键点在于摄入油脂类食物的品种和数量。因此，食用哪些油脂类食物、食用多少油脂类食物才能最有利于人体的健康是本任务的学习目标之一。

一、分类

油脂类食物中的脂肪含量极高，通常都在 99% 以上，由于脂肪酸的组成不同，其营养价值也不同。通常，含有饱和脂肪酸较多的油脂类食物中不饱和脂肪酸的含量较少，营养价值较低；相反，含有饱和脂肪酸较少的油脂类食物中不饱和脂肪酸的含量较多，营养价值较高。油脂类食物按营养价值分为以下三类。

（1）含有饱和脂肪酸较少的油脂类食物，如大豆油、花生油、菜籽油、棉籽油、橄榄油、玉米油、各种坚果油、鸡油、鸭油、鱼油等，这类油脂类食物的营养价值较高。

（2）含有饱和脂肪酸较多的油脂类食物，如猪油、羊油、牛油、黄油、可可油、椰子油、棕榈油等，这类油脂类食物的营养价值较低。

（3）氢化油脂类食物，如起酥油、代可可脂、植物奶油等（非天然），这类油脂类食物的营养价值最低。

二、营养价值

油脂类食物中虽然也含有很多营养素，但大部分营养素的含量很低。因此，油脂类食物所能提供的有营养学意义的营养素仅有脂肪和维生素 E。油脂类食物的营养价值由其脂肪酸的构成决定，常见油脂类食物中的主要脂肪酸的构成如表 2-11 所示。由于油酸、亚油酸、亚麻酸等不饱和脂肪酸能降低血脂和血胆固醇，因此在摄入脂肪总量适宜的情况下，适当提高营养价值较高的油脂类食物的摄入比例，有利于心脑血管的健康。

表 2-11　常见油脂类食物中的主要脂肪酸的构成（食物中脂肪总量的百分数）

油脂类食物名称	饱和脂肪酸	不饱和脂肪酸			其他脂肪酸
		油酸（C18：1）	亚油酸（C18：2）	亚麻酸（C18：3）	
可可油	93	6	1	—	—
椰子油	92	—	6	2	—
橄榄油	10	83	7	—	—
菜籽油	13	20	16	9	42*
花生油	19	41	38	0.4	1
茶油	10	79	10	1	1
葵花籽油	14	19	63	5	—
豆油	16	22	52	7	3

续表

油脂类食物名称	饱和脂肪酸	不饱和脂肪酸			其他脂肪酸
		油酸（C18∶1）	亚油酸（C18∶2）	亚麻酸（C18∶3）	
棉籽油	24	25	44	0.4	3
大麻油	15	39	45	0.5	1
芝麻油	15	38	46	0.3	1
玉米油	15	27	56	0.6	1
棕榈油	42	44	12	—	—
米糠油	20	43	33	3	—
文冠果油	8	31	48	—	14
猪油	43	44	9	3	—
牛油	62	29	2	1	7
羊油	57	33	3	2	3
黄油	56	32	4	1.3	4

注：* 主要为芥酸。

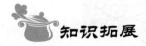 **想一想**

1. 老年人食用哪种油脂类食物好呢？

2. 价格越贵的油脂类食物的营养价值就越高吗？

做一做

逛一逛超市、农贸市场，了解常见油脂类食物的品种和价格。

知识拓展

远离反式脂肪酸

在油脂类食物的化学结构中，脂肪酸的氢原子分布在不饱和键的同侧，称作顺式脂肪酸；反之，氢原子分布在不饱和键的两侧，称作反式脂肪酸。常见植物油的脂肪酸均属于顺式脂肪酸。植物油部分氢化产生反式脂肪酸，如氢化油脂、人造黄油、起酥油等。为了避免动物脂肪对健康产生不利影响，在欧美等国家曾流行使用人造黄油代替天然黄油，造成了膳食中反式脂肪酸增加。有研究表明，反式脂肪酸摄入量增多时会升高低密度脂蛋白、降低高密度脂蛋白，因此会增加患动脉粥样硬化和冠心病的危险性。还有研究表明，反式脂肪酸可干扰必需脂肪酸代谢，可能影响儿童的生长发育及神经系统健康。随着对反式脂肪酸危害认识的不断深入，欧美等国家已开始对反式脂肪酸的摄入量加以限制，规定膳食中反式脂肪酸提供能量的比例不能超过膳食总能量的2%。例如，如果女性将膳食中的反式脂肪酸提供的能量降至膳食总能量的2%，则可使患冠心病的危险性下降53%。由于膳食结构不同，我国居民目前膳食中的反式脂肪酸摄入量远低于欧美等国家，膳食中反式脂肪酸提供能量的比例未超过膳食总能量的2%，尚不足以达到对机体产生危害的程度，但是也应尽可能少地食用氢化油脂类食物。

任务六 坚 果 类

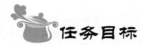任务目标

能力目标
● 能够根据各类人群的营养特点，合理安排坚果类食物的摄入种类和数量

知识目标
● 了解：食用坚果类食物过量导致"上火"的原因、坚果类食物对于老年人的意义
● 熟悉：坚果类食物的分类
● 掌握：坚果类食物的营养价值

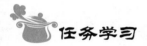任务学习

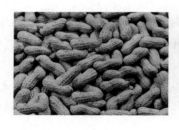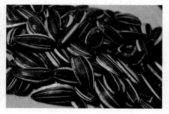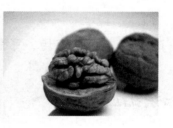

　　坚果类食物凭借其营养、美味、方便食用的特点，得到了全世界各国人民的喜爱。坚果类食物也是中国传统的节日庆典食物。每逢节日，人们往往会准备品种丰富的坚果类食物（如花生、瓜子、核桃）来招待客人，由此可见人们对坚果类食物的喜爱程度之高。近年来，坚果类食物更是凭借着其独特的营养价值，引起了营养专家的高度重视。在中国营养学会制定的"中国居民膳食平衡宝塔"中把坚果和大豆类食物列为每天都要食用的食物。当然，坚果类食物也有缺陷，如高能量且含水量少，过量食用易引起"上火"甚至肥胖等。因此，要想在食用时趋利避害，就要对坚果类食物有正确、科学的认识。

一、分类

　　坚果类食物按脂肪含量的高低可分为油脂类坚果类食物和淀粉类坚果类食物两类。

1. 油脂类坚果类食物

例如，核桃、榛子、杏仁、松子、香榧、腰果、花生、葵花子、西瓜子、南瓜子等。

2. 淀粉类坚果类食物

例如，栗子、白果、莲子、芡实等。

二、营养价值

坚果类食物含有大量非营养素活性成分，如植物化学物。人类营养学研究一致认为，定期、定量摄入坚果类食物能够很好地调节血脂水平、降低坏胆固醇，从而降低冠心病的危险性。因此，建议中老年人可用坚果类食物代替一部分油脂类食物或大豆类食物。

1. 油脂类坚果类食物的营养价值

（1）蛋白质含量较高，一般为 12% ~ 22%，西瓜子和南瓜子中的蛋白质含量达 30% 以上；但质量较差，不能作为优质蛋白质来源；与谷薯及杂豆类食物混食（蛋白质互补）可适当提高蛋白质质量。

（2）脂肪含量极高，一般在 40% 以上，如花生 44%、葵花子 53%，其中，澳洲坚果高达 70% 以上，属高能量食物，这也是不能多食用油脂类坚果类食物的原因；但所含脂肪酸以油酸和必需脂肪酸为主，其中，核桃和松子中含有较多的 α - 亚麻酸（n-3 脂肪酸），且质量较好。

（3）膳食纤维、矿物质、维生素 E、维生素 B_1、维生素 B_2、叶酸等含量较高，但因通常食用量少，故补充有限。

2. 淀粉类坚果类食物的营养价值

淀粉类坚果类食物的营养素含量和谷薯及杂豆类食物接近，其营养价值可参照谷薯及杂豆类食物。

常见坚果类食物的主要营养素含量如表 2-12 所示。

表 2-12 常见坚果类食物的主要营养素含量（每 100g 净果仁重）

食物原料名称	营养素含量										
	能量（kcal）	蛋白质（g）	脂肪（g）	糖类（g）	不溶性纤维(g)	维生素A总含量（μgRE）	维生素B_1（mg）	维生素B_2（mg）	钙（mg）	铁（mg）	锌（mg）
油脂类											
核桃（干）	646	14.9	58.8	19.1	9.5	5	0.15	0.14	56	2.7	2.17
山核桃（干）	616	18.0	50.4	26.2	7.4	5	0.16	0.09	133	5.4	12.59
松子（炒）	644	14.1	58.5	21.4	12.4	5	—	0.11	161	5.2	5.49
杏仁（炒）	618	25.7	51.0	18.7	9.1	17	0.15	0.71	141	3.9	—
腰果	559	17.3	36.7	41.6	3.6	8	0.27	0.13	26	4.8	4.30
榛子（炒）	611	30.5	50.3	13.1	8.2	12	0.21	0.22	815	5.1	3.75
花生（炒）	601	21.7	48.0	23.8	6.3	10	0.13	0.12	47	1.5	2.03
葵花子（炒）	625	22.6	52.8	17.3	4.8	5	0.43	0.26	72	6.1	5.91

续表

食物原料名称	营养素含量										
	能量（kcal）	蛋白质（g）	脂肪（g）	糖类（g）	不溶性纤维(g)	维生素A总含量（μgRE）	维生素B₁（mg）	维生素B₂（mg）	钙（mg）	铁（mg）	锌（mg）
南瓜子(炒)	582	36.0	46.1	7.9	4.1	—	0.08	0.16	37	6.5	7.12
西瓜子(炒)	582	32.7	44.8	14.2	4.5	—	0.04	0.08	28	8.2	6.76
芝麻（白）	536	18.4	39.6	31.5	9.8	—	0.36	0.26	620	14.1	4.21
芝麻（黑）	559	19.1	46.1	24.0	14.0	—	0.66	0.25	780	22.7	6.13
淀粉类											
栗子（干）	348	5.3	1.7	78.4	1.2	5	0.08	0.15	—	1.2	1.32
莲子（干）	350	17.2	2.0	67.2	3.0	—	0.16	0.08	97	3.6	2.78

（数据来源：杨月欣，王光亚，潘兴昌.中国食物成分表（第一册）.2版.北京：北京大学医学出版社，2009）

？ 想一想

价格越高的坚果的营养价值就越高吗？

？ 做一做

逛一逛超市、农贸市场，了解常见坚果类食物的品种和价格。

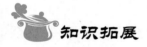 **知识拓展**

吃核桃能够补脑吗？

核桃又称胡桃，是世界著名四大干果之一。长期食用核桃有延缓衰老、增进健康等较好的食疗养生作用，故核桃又有长寿果之称。查阅历代中医专著可知，核桃虽有补气养血、补肾乌发、润肺、养神等功效，但并无补脑之说。

补脑是民间流传的一个模糊概念，大概是指核桃有促进大脑细胞结构完整、思维活跃、记忆增加等功能。如果说核桃能补脑，那么这应该是从现代营养学、生命科学的角度来看的。

通过进一步分析发现，核桃含有的蛋白质中精氨酸含量特别高，在每克核桃中的蛋白质中精氨酸的含量达174mg，是坚果类食物中含量最高的，是牛乳、水果中的蛋白质的6倍。精氨酸是既有营养又有多种独特生理和药理作用的物质，它的一个重要生理作用是作为合成人体内源性一氧化氮的原料，源性一氧化氮在人体内作为生物信使对心脑血管、神经、免疫等多个系统的生理病理调控起着关键性的作用，如维持神经系统功能的正常发挥等。因此，可以将这一功能视为起到了补脑的作用（如促进睡眠，改善记忆和学习能力等）。

核桃中的多不饱和脂肪酸的含量占核桃中脂类物质的76.2%，能够提供人体所需的必需脂肪酸，且多不饱和脂肪酸中的α－亚麻酸（18∶3）达到总脂肪比例的12.2%，是坚果类食物中含量最高的。α－亚麻酸属于n-3脂肪酸，在人体内经过转化后成为二十二碳六烯酸（DHA），也就是通常所说的脑黄金，是构成大脑神经细胞和视网膜细胞必不可少的物质，对调节注意力和认知过程有重要作用。

核桃中丰富的维生素E是一种抗氧化维生素，有清除体内过氧化脂质、延缓大脑衰老、预防老年痴呆的作用。核桃中的维生素B族、磷脂、硒等对营养大脑神经细胞和维持代谢功能正常可起到不可忽视的作用。核桃中的非营养成分，即植物化学物质，如黄酮类物质、多酚化合物等的抗氧化、延缓衰老作用及物质代谢促进作用等均能较好地保护大脑细胞结构和功能的完整性。由此看来，核桃还真有补脑的作用。通过查阅相关资料发现，国内确有几项关于核桃制品（如核桃粉、核桃提取物、核桃油等）能够改善实验动物学习和记忆作用等的研究的报道。

注：值得一提的是，核桃补脑只能作为一种食疗手段，且必须长期食用并与其他养生保健措施相结合才可能有一定作用。但鉴于核桃是一种能量高、脂肪与多不饱和脂肪酸含量高的食物，过多食用反而无益。每天食用核桃仁 5 ~ 10g，便可从中获得 350 ~ 700mg 的 n-3 脂肪酸，基本达到国际脂肪酸和脂类研究学会（ISSFAL）推荐的成年人每日应摄入 n-3 脂肪酸 500mg 的标准。

任务七　烹饪方法和营养素在烹饪时的变化

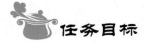

任务目标

能力目标
● 能够根据不同性质的烹饪原料选择恰当的烹饪方法，尽量避免营养素的损失

知识目标
● 了解：烹饪方法的含义
● 熟悉：常用烹饪方法
● 掌握：营养素在烹饪时的变化

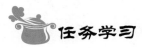

任务学习

一、常用烹饪方法

烹饪方法就是把经过初步加工和整理的烹饪原料，综合运用加热和调制等手段制成不同风味菜肴的方法。

由于烹饪原料的性能、质地、形态不同，所以菜肴在色、香、味、形、质等方面的要求也各不相同，因而菜肴制作过程中的加热途径，以及糊浆、芡汁和火候的运用也不相同，这样就产生了多种多样的烹饪方法。运用烹饪方法的目的是使烹饪原料产生复杂的理化反应，形成色泽、香气、滋味、形状、质感等不同的风味特色，使烹饪原料变成既美味可口又符合饮食营养要求的佳肴。因此，烹饪方法对成品菜肴起着决定性的作用。

烹饪方法多种多样，在实际应用中，常用烹饪方法包括"有调无烹"法（只调制不加热，如生拌、生渍、生腌）、"有烹无调"法（只加热不调制，如煮、蒸、烤等）、"有烹有调"法（既加热又调制，如爆、炒、熘等）。

按照传热介质的不同，烹饪方法可分为油烹法、水烹法、汽烹法、固体烹法、电磁波烹法和其他烹法。

（1）油烹法是通过油脂把热能传递给烹饪原料，将烹饪原料制成菜肴的方法，如炒、爆、炸、熘等。

（2）水烹法是通过水将热能传递给烹饪原料，将烹饪原料制成菜肴的方法，如煮、烧、炖、焖、烩、蜜汁等。

（3）汽烹法是通过水蒸气将热能传递给烹饪原料，将烹饪原料制成菜肴的方法，如蒸、隔水炖等。

（4）固体烹法是通过盐或沙粒等固体物质将热能传递给烹饪原料，将烹饪原料制成菜肴的方法，如盐焗、沙炒等。

（5）电磁波烹法是以电磁波、远红外线、微波、光能等为热源，通过热辐射、热传导等方式将热源传递给烹饪原料，将烹饪原料制成菜肴的方法，如微波加热、远红外线和光能加热等。

（6）其他烹法，如泥烤、竹筒烤等。

二、营养素在烹饪时的变化

1. 淀粉在烹饪时的变化

淀粉在常温下没有变化，吸水率很低。淀粉颗粒的非晶质部分在水环境中体积略有膨胀，当水温增加时，淀粉可以发生溶于水的膨胀糊化；当水温增加到50℃时，淀粉开始糊化；当水温增加到60℃以上时，淀粉的吸水率增加，黏性增加，成为黏度很高的溶胶；当水温增加到90℃时，淀粉的黏度越来越大，变得黏、柔、糯，略带甜味。

淀粉的糊化常用于烹饪过程中的上浆、挂糊。上浆、挂糊时，淀粉与蛋白质溶胶混合，受热糊化，在烹饪原料表层形成凝胶状保护层，从而达到保护菜肴营养成分的目的。糊化后的淀粉更加可口，也更容易被人体消化吸收。

2. 脂肪在烹饪时的变化

脂肪短时间加热时没有变化，长时间加热后会分解，并与调味品产生化学反应，生成酯、醇等物质，具有呈香作用；部分饱和脂肪酸还能产生结构性的变化，产生不饱和脂肪酸。但是长时间的高温加热后，脂肪会产生分解、聚合反应，使油脂的物理性质发生较大的变化，若同时油温过高，还会产生聚合物，使油脂增稠、起泡并附着在煎炸食物的表面，这种聚合物被人体吸收后与酶结合，使酶失去活性而引起生理异常，将危害人体健康。

3. 蛋白质在烹饪时的变化

蛋白质在烹饪过程中会发生变性，加热时蛋白质会凝固。例如，瘦肉加热后会收缩变硬，鸡蛋加热后会凝固，牛乳发酵后会成为酸乳，肉冻中的明胶加热后会成为溶胶、降温后会成为冻胶。变性后的蛋白质容易消化，并可制作造型，如用卤猪肝、卤牛肉制成花色拼盘。再如制作荤汤时，原料应冷水下锅以延缓原料中蛋白质受热过早凝固的过程，从而使原料中的蛋白质和营养物质充分溶解到汤汁中。

4. 无机盐在烹饪时的变化

烹饪原料在初步加工时，若方法不当则会造成无机盐的流失。如果洗涤过程中水流过快、洗涤次数过多，则会引起水溶性无机盐的损失。

在烹饪过程中，原料的收缩、水分的流失，也会造成一部分无机盐的损失。原料中存在的有机酸、无机酸也会与无机盐结合生成难溶的化合物，从而降低其消化吸收。

5. 膳食纤维在烹饪时的变化

膳食纤维的化学性质稳定，通常的烹调加工不会使其发生大变化，但是由于水的浸泡和加热有利于膳食纤维的吸水膨胀，所以会使其质地变软。

6. 维生素在烹饪时的变化

维生素是一类重要的食品营养成分。食物中的脂溶性维生素主要存在于动物类食物中（如肉类、乳类、血液、内脏），而水溶性维生素主要存在于植物类食物中（如各种蔬菜、水果、粮食）。在烹饪过程中，从原料的洗涤、初加工到烹制成菜，食物中的各种维生素会因水浸、受热、氧化等原因而发生不同程度的损失，从而导致膳食的营养价值降低。

? 想一想

1. 瘦肉片没有做上浆处理就进行烹饪的菜肴吃起来口感较硬，而用上浆处理过的瘦肉片烹饪的菜肴吃起来口感滑嫩，这是为什么？

2. 烹饪时通过勾芡会使菜肴中的汤汁变得浓稠，使汤汁完全依附在主配料的表面，并使菜肴的色、香、味、形俱佳。这是运用了淀粉的什么性质？

? 做一做

在实际生活中，练习"焦熘肉片"这道菜肴的做法。观察在烹饪时用淀粉挂糊时，淀粉发生的变化。

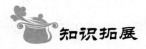

知识拓展

如何减少维生素的损失？

维生素损失的大致顺序依次是维生素C、维生素B_1、维生素A、维生素D、维生素E。

水溶性维生素通过渗透和扩张两种形式从食物中析出。食物的表面积越大，水流速度越快，浸泡时间及烹饪时间越长就越会加大维生素的损失。因此，对于青菜、南瓜、胡萝卜等含氧化酶多的蔬菜，用旺火急炒、加醋、先洗后切、加盖烹饪、勾芡等方法都能有效地保护其中的维生素。

如果要更多地吸收脂溶性维生素，则应在烹饪时添加食用油或脂肪。例如，胡萝卜与肉同炖，可使人体对胡萝卜素的吸收率比生吃胡萝卜时提高几倍。

对加热敏感的维生素，应避免在高温度下加热，最好制作成凉菜或缩短加热时间，或者上浆、挂糊后再烹饪，这样就能相对减少维生素的损失。

任务八　科学烹饪

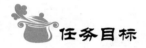
任务目标

能力目标
- 掌握科学的烹饪方法

知识目标
- 了解：科学烹饪的意义
- 熟悉：烹饪操作规范化
- 掌握：烹饪过程中的营养素的保护知识

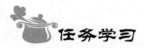
任务学习

一、科学烹饪的意义

现在，人们对营养膳食的要求越来越高，不仅追求口感的鲜美，还讲求营养搭配和健康。这就要求人们在日常生活中，要学会科学地储存和烹饪食物，运用科学的烹饪方法烹饪食物，以减少营养素的损失、留住食物中的营养。要想在食物原料烹饪加工过程中最大限度地保留食物中的营养素，就必须注意以下几点。

1. 储存食品不要太久

很多人喜欢在周末采购未来一周需要的食物，并将食物入存入冰箱中。实际上，食物储存得越久，食物中的营养素就流失得越多。食物储存时间越长，接触气体和光照的面积就越大，一些有抗氧化作用的维生素（如维生素 A、维生素 C、维生素 E）的损失就越大。蔬菜应该现买现吃，最好是吃多少买多少。

2. 淘米不要使劲揉搓

很多人做米饭时喜欢把米淘洗三五遍，淘米的次数越多，营养素就损失得越多，很多水溶性的维生素就会溶解在水里，如维生素 B₁ 很容易流失。因此，米一般用清水淘洗两遍即可，不要使劲揉搓。

3. 合理地洗涤、切配食物

在保证食物安全的前提下，应避免长时间清洗或浸泡食物；食物应洗涤后再切、配，并且应尽量避免将食物切得过细过碎；做到现洗现切，现切现制，现制现吃。有研究表明，新鲜的绿叶蔬菜先洗后切时维生素 C 仅损失 1%；切后浸泡 10 分钟，维生素 C 会损失 16% ~ 18.5%。喝榨果汁不如直接吃水果好，如果要榨成果汁，则最好采用打碎机加工，这样可以保留果肉和果膜。蔬菜先洗后切与切后再洗，其营养价值差别很大。蔬菜先切后洗，与空气的接触面加大，其中的营养素容易被氧化，水溶性维生素和矿物质也会流失得更多。

4. 煮米粥时千万不要放碱

有人认为煮米粥时放碱，既省时，又黏稠，且口感好。实际上，煮米粥时放入碱，米（如大米、小米）中的维生素 B 族会被加速破坏。因此，煮米粥时不能放碱。但是，在煮玉米粥时可加少量碱，因为玉米中所含有的结合型烟酸不易被人体吸收，加入碱能使结合型烟酸变成游离型烟酸，被人体所吸收利用。

5. 选择合理的烹饪方法

植物类食物宜用旺火急炒、快速焯水等烹饪方法，不宜用煮、汽炖、焖等低温长时间加热的烹饪方法；动物类食物不宜用高温油煎、炸、熏、烤等方法，而用蒸气或用水作为传热介质的烹饪方法比较好。无论对于哪种食物，煎、炸、熏、烤都是最不可取的烹饪方法。在烹饪植物类食物的过程中适当加点醋，对钙、磷的吸收和水溶性维生素的保存都有好处。因此，醋既可调味，又可保护维生素 C 少受损失。烹饪动物类食物时适当加一点淀粉、肉粉、大豆粉等对维生素 C 有保护作用，既可提高汤汁的营养价值、减少营养素的流失，又可改善口感。

6. 避免高温、长时间加热食物

烹饪方式的选择也会影响食物营养素的流失。多叶蔬菜在加热过程中会损失 20% ~ 70% 的营养素；食物蒸煮过度会使许多维生素遭到破坏，维生素 C、维生素 B、氨基酸等营养素有一个共同的弱点就是"怕热"，烹饪时油温最好控制在 150℃以下，而煎炸食物会破坏食品中的维生素 A、维生素 C 和维生素 E，还会产生有毒物质——丙烯酰胺。在炒菠菜之前，需要首先将菠菜焯一下水，因为菠菜中含有大量草酸，会与其他食物中的钙形成草酸钙，而草酸钙是人体无法吸收的，这样就会导致钙的流失。而把菠菜用水焯一下就能溶解 80% 以上的草酸，从而提高钙的生物利用率。菠菜在焯水的时候要等水沸后再下锅，并要很快捞起，不能久煮。

二、烹饪操作规范化

烹饪操作规范化是一项系统工程，如果其中某个环节失误，就会前功尽弃。因此，建立烹饪操作规范，确保食物在加工制作过程中的卫生安全，是餐饮行业从业人员学习的首要任务，只有推广烹饪操作的规范化才能杜绝烹饪中的随意性，进而达到食品的卫生安全。

1. 烹饪菜肴操作规范化的具体步骤

操作间内应设有便于放置烹饪时所需生食物、半成品和熟食物的操作台或货柜，并应相对独立、有明显标志，最好设置分层操作台，每层标明生食、半成品、熟食，要求操作者按标志存放，防止因食物放置混乱引起交叉污染。应在主食加工间、副食加工间分别设置生食容器，以及工作用具洗刷水池1个，便于工作人员洗刷、消毒放置生食的容器和菜筐。工作人员应检查所用物料，并通过视觉、嗅觉等感官性状对畜禽肉类食物、水产类食物进行检验，确认无变质、无异味后再逐一加工。厨师应检查灶台、器具是否卫生清洁，检验没有问题后再进行加工操作。

厨师及工作人员在对食物进行滑油加工后，应将食物装入专用的半成品容器，半成品容器要标识清晰，肉片等半成品不宜堆放在容器内，应摊开存放。应根据需要，加强计划，杜绝剩余半成品的现象，对于一次用不完的半成品，要及时放在半成品冰箱内储存，半成品放入冰箱时应加盖保鲜膜，放置时间不得超过24小时。半成品取出后，厨师首先应判断该半成品是否腐败变质，如果已经腐败变质就不能再食用。

厨师及工作人员在烹饪过程中，无论利用煎、炒、烹、炸等何种方式，都必须使菜肴熟透，应保证食物中心温度达到70℃。厨师在品尝菜肴的咸淡时必须使用专用品尝工具，专用品尝工具定位存放，避免交叉污染。菜肴出锅后应装入标识清楚的容器中，并要填写出锅时间记录，售卖人员应填写售出食品记录，菜肴从出锅到食用的时间间隔不得超过两小时，厨师及工作人员在烹饪完毕后要清洗灶台，保持灶台清洁卫生。烹饪时所用的器具、容器在使用完毕后应进行消毒。厨师及工作人员在每天供餐结束后应彻底清扫地面、冲刷地沟，使地沟内无残渣、无异味，使地面无水、无油渍。

在烹饪过程中，要随时保持环境的清洁，将餐饮场所划分为责任区域和公共区域，工作人员在操作时要负责自己责任区域的卫生，公共区域的卫生由大家共同负责。要注意擦拭灶台和桌面的抹布不得用于擦拭锅或炒勺。在操作间内不得吸烟、随地吐痰。

2. 面点制作操作规范化的具体步骤

面点工作人员上岗前的准备工作包括更换工作服、帽子，洗手、检查手指甲，摘掉佩戴的首饰、手表，检查仪容、仪表。

面点厨师检查所用食品时，应首先通过感官性状对所用食品逐一检查，确认无变质且合格后再进行加工。

面点工作人员检查灶台、器具、容器、机械设备、案板是否清洁卫生，检查完毕后再进行加工操作。

蒸笼底部可放置盛接凝结水的容器，以防止地面大量存水。面点工作人员在完成加工过程后，如有剩余的面、馅料，要分别放入标识清晰的容器中，再放入冰箱内，容器、冰箱要根据用途标注"生""熟""半成品"，存放食品时要按照标志严格区分存放。

面点厨师及面点工作人员在制作面点的过程中，无论蒸、炸都必须彻底加热，面点厨师及面点工作人员在品尝面点咸淡时，必须使用专用餐具，避免交叉污染，面点出锅后应装入标识清晰的容器中。

面点厨师及面点工作人员在加工完毕后，要将和面机彻底清洗干净，并在内侧涂抹一层食物油，以防止和面机生锈。应注意不能在和面机里发面，以免因酸性物质腐蚀内壁而引起生锈。加工完毕后应及时清洗灶台，所用器具、容器、机械设备、案板使用完毕后应及时清洗、消毒。

面点厨师及面点工作人员在三餐结束后应彻底清扫地面，清理冲刷地沟，使地沟内无残渣、无异味，地面做到无积水，蒸箱内的底水做到用一次换一次水。

三、烹饪过程中食物中的营养素损失途径

在烹饪过程中，食物中的营养素会因为理化因素的影响，发生不同程度的变化，从而不可避免地造成一定的损失。了解烹饪过程中食物中营养素的损失途径，有助我们了解在烹饪过程中应该怎么做才能尽量减少营养素的损失，最大限度地保留食物中的营养素。

在烹饪过程中，食物中的营养素损失主要通过流失和破坏两个途径。

流失是指在某些物理因素作用下，食物中的营养素通过蒸发、渗出或溶解而丢失。蒸发是指在日晒或烹饪加热过程中，食物原料中的水分蒸发造成部分营养素外溢。渗出是指食物原料因冷冻或切配后，细胞破裂，导致部分水液渗出。尤其是人工加入食盐后，改变了食物组织细胞间隙的渗透压，导致细胞内水液渗出，某些营养素也随之外溢。另外，食物原料在洗涤、浸泡和烹制过程中，营养素也会因溶解于水中、汤汁中或油中而导致丢失。维生素、矿物质、脂肪、蛋白质等都会通过以上途径受到不同程度的损失，尤其是维生素和矿物质。

破坏是指受物理、化学或生物因素的作用，食物的营养素结构性质发生变化，失去对人体的营养价值，甚至转变成对人体有害的物质。造成食物营养素被破坏的原因主要有高温作用、化学因素、生物因素、氧化作用、光照等。

在高温烹饪时，食物中不耐热的营养素（如维生素 C 及维生素 B 族）易被破坏而导致损失，损失率的大小与烹饪的方式及火候有关。一般说来，采用高温、短时间加热的方式（如旺火急炒、沸水焯水、汆与涮等）烹饪时，维生素的损失比长时间加热的烹饪方式（如煎、炸、熏、烤、炖、煮等）要少一些。采用煎、炸、熏、烤等方法烹饪食物时，因温度高、烹饪时间长、缺少水的保护等原因，对食物中的营养素的破坏作用最大，不仅维生素有较大损失，而且脂肪、蛋白质、糖类等物质在较高油温下也会发生一些不良变化，甚至会产生对人体有害的物质。脂肪在高温作用下，会发生热分解、热聚合和热氧化。脂肪发生高温热分解，会生成一些醛或酮类，这些物质往往具有挥发性和强烈刺激性气味，会降低油脂的发烟点，油烟逸出，刺激人的眼、鼻、喉，有碍人体健康；脂肪的热聚合作用产生的聚合物如果被人体吸收，则具有很强的毒性；脂肪热氧化后的产物为脂质过氧化物自由基，而该自由基可能是加快人体衰老、患肿瘤和心脑血管疾病的重要因素。蛋白质

在高温作用下会发生焦化，生成难以被人体吸收的含酰胺键的化合物，同时产生致癌物质——杂环胺类。在高温作用下，蛋白质还能与碳水化合物发生氨反应，引起食物的褐变，降低食物的营养价值。烹饪过程中，某些化学因素也会对食物中的营养素造成损失和破坏。不恰当地使用一些化学物质（如食用碱等），可使食物中的维生素 B 族和维生素 C 受到破坏。若配菜不当，则会引起不良反应，如将富含草酸的食物和高钙食物搭配，二者之间就会产生化学反应，生成草酸钙，从而影响钙的吸收和利用。

食物中的某些营养素遇到空气中的氧容易被氧化，特别是在切、配之后，增大了营养素与氧接触的机会，受破坏程度也会增高。对氧敏感的营养素有维生素 C、维生素 B_1、维生素 B_2、维生素 A、维生素 E 和叶酸等。

食物中的某些营养素对光敏感，受光照射时会被破坏，如维生素 C、维生素 B_2、维生素 B_6、维生素 B_{12}、维生素 A、维生素 E 等。因此应妥善存放这些食物。

此外，食物中的生物因素会导致食物中的营养素被破坏和损失。食物中的固有酶，如贝类、淡水鱼中的硫胺素酶、蛋清中的抗生物素酶、蔬果中的抗坏血酸氧化酶，在动物宰杀和食物切、配之后存放时，其相应的营养素会被分解和受损失。

? 想一想

一些根茎类蔬菜（如土豆等）在去皮后为什么应及时浸泡在水里，营养素不会流失吗？而一些叶类蔬菜（如白菜、芹菜等）初步加工处理时应先洗后切，而不能先切后洗，为什么？

? 做一做

制作"酸辣土豆丝"，可用两种方法试验：一种方法是把土豆丝切好后放到水里浸泡后再进行烹饪；另一种方法是把切好的土豆丝不用水浸泡直接烹饪。观察用这两种方法烹饪的菜肴在色泽、口感上有什么不同，记录下来并和同学们进行讨论。

知识检测

一、选择题

1. 精米面主要缺少（　　），所以长期食用会造成消化不良、便秘。

　　A. 蛋白质和脂肪　　　　　B. 膳食纤维和维生素 B 族　　　　C. 矿物质和糖类

2. 未成年人应该以（　　）作为蛋白质的主要来源，因为这些食物中含有的蛋白质都是完全蛋白质。

　　A. 动物类和大豆类　　　　B. 谷薯类和油类　　　　C. 蔬果类

3. （　　）等烹饪方法会使谷薯类食物损失过多的维生素 B 族。

　　A. 加碱，煎、炸、烤，多次淘洗　　　B. 蒸、煮、炒　　　　C. 发酵

4. 下列食物中（　　）含有的饱和脂肪酸、胆固醇最高。

　　A. 花生油　　　　　　　　B. 动物的脑、肾脏、大肠　　　　C. 豆腐

5. 含饱和脂肪酸较多的食用油是（　　　），老年人要少吃。

    A. 棕榈油、黄油　　　　　　B. 花生油、豆油　　　　　　　　C. 鸡油、橄榄油

6. 只在动物类食物中含有的维生素是（　　　）。

    A. 维生素 B_1 和维生素 C　　　　　　B. 维生素 E 和维生素 B_2

    C. 维生素 A 和维生素 B_{12}

7. （　　　）等烹饪方法能提高大豆中矿物质如铁、锌的吸收率。

    A. 浸泡、发芽　　　　　　B. 煮熟　　　　　　　　　　　C. 磨粉

8. 畜禽肉类食物中最有食用价值的部分是（　　　）。

    A. 肌肉组织　　　　　　　　　　B. 骨骼组织

    C. 淋巴组织　　　　　　　　　　D. 血管组织

9. 大枣味甘性温，健脾养胃，新鲜的大枣还被誉为（　　　）。

    A. 维生素 C 丸　　　　　　　　　B. 维生素 A 丸

    C. 维生素 B 丸　　　　　　　　　D. 维生素 U 丸

10. 花生中的脂肪大多为油酸和亚油酸的（　　　）。

    A. 必需氨基酸　　　　　　　　　B. 非必需氨基酸

    C. 饱和脂肪酸　　　　　　　　　D. 不饱和脂肪酸

11. 味精的主要成分是谷氨酸钠，广泛应用于食品和菜肴的调味。味精不宜在（　　　）添加。

    A. 凉菜中　　　　B. 菜肴出锅前　　　　C. 高温油中　　　　D. 汤中

12. 植物类食品中含有的（　　　）是人体中维生素 A 最重要的间接来源。

    A. α 胡萝卜素　　　B. β 胡萝卜素　　　C. γ 胡萝卜素　　　D. 叶黄素

13. 蔬菜类食物中所含的蛋白质（　　　）。

    A. 约为5%　　　　B. 约为10%　　　C. 约为1%　　　　D. 为 1% ~ 3%

14. 牛乳是（　　　）的食物。

    A. 呈中性　　　　B. 呈酸性　　　　C. 富含铁　　　　D. 呈碱性

15. 中小学生营养午餐食谱中，深色蔬菜应占（　　　）。

    A. 三分之一　　　B. 三分之二　　　C. 二分之一　　　　D. 四分之一

16. "什锦炒饭"的搭配属于（　　　）。

    A. 荤素搭配　　　B. 主副搭配　　　C. 口味搭配　　　　D. 主配料搭配

17. 能够保证烹饪的定性、定质、定量的阶段是（　　　）。

    A. 调配阶段　　　B. 切配阶段　　　C. 成型阶段　　　　D. 加热阶段

18. 能够产生致癌物质［苯并（a）芘］的烹饪方法是（　　　）。

    A. 烤　　　　　　B. 涮　　　　　C. 烩　　　　　　D. 熘

19. 营养素损失较少的面食制作方法是（　　　）。

    A. 烙　　　　　　B. 炸　　　　　C. 贴　　　　　　D. 蒸

二、简答题

1. 写出 10 种谷薯类食物原料的名称，并解释为什么不能长期食用精米面？

2. 青少年能够把面粉或大米作为蛋白质的主要来源吗？为什么？

3. 分别写出 10 种不同的动物类食物原料和 10 种大豆类食物的名称。

4. 举例说明（至少 4 种）动物类食物主要提供哪些营养素。为什么未成年人要多食用动物类食物？

5. 举例说明哪些动物类食物中的饱和脂肪酸、胆固醇含量较高，而哪些食物中这些含量较低。

6. 乳类主要提供哪些营养素？一个成年人最少每天要喝多少毫升纯牛乳？

7. 哪种加工方法能够提高大豆中矿物质（如铁、锌）的吸收率？

8. 红色、黄色、绿色、白色的蔬菜都有哪些？

9. 写出 6 种菌藻类食物。菌藻类食物为什么被称为植物肉？

10. 为什么蔬菜类食物是每日膳食中最不可缺少的食物？如何减少蔬菜类食物在烹饪中的营养流失？

11. 为什么面点制作中加入碱会降低食物的营养价值？除纯碱外，还有哪些食品添加剂是碱性的？

12. 分析上浆、勾芡在烹饪时对保护营养素所起的作用。

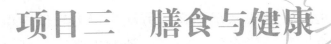

项目三 膳食与健康

任务一 膳食结构与人体健康

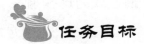
任务目标

能力目标
- 熟练掌握不同人群膳食结构的特点和内容，能够对现实生活中的人群的膳食结构进行详细的分析和归类
- 能够根据营养膳食，依据《中国居民膳食指南（2022）》对周围人群进行合理的营养及平衡膳食的正确指导

知识目标
- 了解：不同类型的膳食结构的内容及特点
- 熟悉：平衡膳食的概念及《中国居民膳食指南（2022）》的主要内容
- 掌握："中国居民平衡膳食宝塔"的内容及补充要点

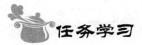
任务学习

一、营养与人体健康

营养与健康状况是反映一个国家或地区的经济与社会发展、卫生保健水平和人口素质的重要标志。因此，努力提高全民族的营养水平和健康素质既是全面建设小康社会的重要组成部分，也是综合国力的竞争核心指标。

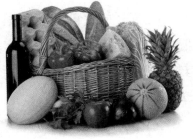

（一）不同类型的膳食结构

在现今生活中，膳食结构的分类方法有许多，但世界上大多数国家将膳食结构分为四种类型，主要是依据植物类食物与动物类食物所占比例，以及能量、糖类、蛋白质、脂肪的摄入量进行划分的。

1. **以植物类食物为主的"营养不良"膳食结构**

以植物类食物为主、动物类食物为辅的国家有孟加拉国、印度、非洲国家等。该类型的膳食结构所提供的能量基本可满足人体需要，脂肪摄入量均低，来自动物类食物的营养素（如铁、钙、维生素）摄入量不足。营养缺乏是这些国家的居民所面临的主要健康问题，人的体质虚弱，健康状况不良，劳动生产力较低，但从另一个方面看，以植物类食物为主的膳食结构，膳食纤维充足，动物类脂肪较低，有利于心脏病和高脂血症的预防。

2. 以动物类食物为主的"营养过剩"膳食结构

以动物类食物为主的膳食结构，主要出现在发达国家，如西欧、美国、北欧等国家，属于营养过剩型的膳食，以提供高能量、高脂肪、高蛋白质、低纤维为主要特点。营养过剩是这些国家的居民所面临的主要健康问题，心脏病、心脑血管疾病和恶性肿瘤已成为这些国家人群的三大死亡原因，尤其是心脏病的死亡率明显高于发展中国家。

3. 动物类食物、植物类食物比例平衡的膳食结构

该类膳食结构以日本为主要代表。该类膳食结构中动物类食物与植物类食物比例平衡，而且该类膳食结构所提供的能量既能够满足人体需要，又不至于过剩；蛋白质、脂肪和糖类的供能比例合理；来自植物类食物的膳食纤维和来自动物类食物的营养素（如铁、钙等）均比较充足；动物类脂肪不高，有利于避免营养缺乏和营养过剩等问题，从而促进身体健康。此类膳食结构已成为世界各国调整膳食结构的参考结构。

4. 地中海膳食结构

该类膳食结构主要出现在地中海地区，以意大利、希腊为代表。该类膳食结构的主要特点是以当地物产为主，摄取的谷类、蔬菜、水果等品种比较丰富，因当地主要以摄取橄榄油为主，所以这些国家的居民对不饱和脂肪酸摄入量较多，饱和脂肪酸摄入量较少；摄入的畜禽肉类食物适量，并主要以优质蛋白质为主；每天摄入适量的乳类及其制品；大多数人有饮用葡萄酒的喜好。地中海膳食结构如图3-1所示。

因此，地中海膳食结构引发心脑血管疾病的概率很低，其他欧美国家在制定本国的膳食结构时主要参照这种膳食结构。

（二）我国传统的膳食结构特点

1. 改革开放之前

改革开放之前，我国居民膳食主要是"两高一低"结构（高糖类、高膳食纤维、低动物脂类），且我国南方居民多数以稻米为主，北方居民多数以小麦为主。虽然谷类食物中含有丰富的膳食纤维，但因对动物类食物的摄入量相对较少，所以我国居民的身高、发育、寿命等均受到严重的影响。

2. 改革开放之后

改革开放之后，由于我国的经济水平与食物资源不断发展与丰富，相比改革开放前，我国居民的身高、体重等指标迅速提高，膳食结构也发生了较大变化，高蛋白、高脂肪、高能量的摄入量增多，"富裕病"也随之不断增加，我国居民的健康也受到了威胁。

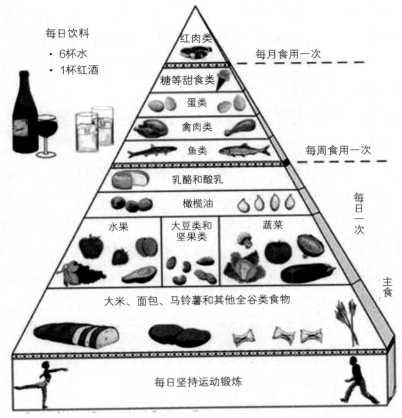

每日饮料
· 6杯水
· 1杯红酒

红肉类 —— 每月食用一次

糖等甜食类

蛋类

禽肉类

鱼类 —— 每周食用一次

乳酪和酸乳

橄榄油

水果

大豆类和坚果类

蔬菜

每日一次

大米、面包、马铃薯和其他全谷类食物

主食

每日坚持运动锻炼

▲图 3-1　地中海膳食结构

3. 现今我国居民膳食结构与营养发展中存在的问题

（1）食物生产与营养改善需求不匹配。

（2）居民营养不足与营养过剩并存。

（3）居民缺乏营养与健康知识。

4. 我国居民膳食结构发展的趋势

（1）坚持营养、消费、生产协调发展。

（2）坚持食物数量安全与质量安全并重。

（3）坚持以植物类食物为主、动物类食物为辅。

（4）坚持因地制宜、因人而异。

（5）坚持科学引导、营养干预。

二、平衡膳食

（一）平衡膳食的概念

平衡膳食是指选择多种可食性烹饪原料，经过合理的科学搭配制作出的各种膳食。这种膳食能够满足各类人群对能量及各种营养素的需求。

在食物的结构上，不同种类食物中的营养素也不同：动物类食物、大豆类食物含优质蛋白质；蔬果类食物含维生素、矿物盐及微量元素；谷薯类食物含糖类；瘦肉和动物血含丰富的维生素、矿物质等。

这些营养素之间能够相互配合、相互制约。例如，维生素 C 能够促进铁的吸收；脂肪能够促进脂溶性维生素 A、维生素 D、维生素 E、维生素 K 的吸收；维生素 D 能够促进钙的吸收；糖类和脂肪能够保护蛋白质，减少其消耗；草酸和植酸能够影响钙、铁的吸收等。

（二）平衡膳食应满足的条件

（1）膳食中的各种营养素应品种齐全，且应包括供能食物（含蛋白质、脂肪及糖类等的食物）和非供能食物（含维生素、矿物质、微量元素及纤维素等的食物）。

（2）膳食中的各种营养素必须满足儿童的成长需要，不能过多，也不能过少。

（3）营养素之间比例应适当。例如，糖类、蛋白质、脂肪的供能比例为 4∶1∶2.5，优质蛋白质应占蛋白质总量的 1/2 ~ 2/3，动物类蛋白质占蛋白质总量的 1/3。三餐的供能比例为早餐占 30% 左右，中餐占 40% 左右，晚餐占 30% 左右。

（4）食物容易消化吸收。

（三）一般人群的膳食指南

为了使我国居民健康水平达到新的标准，中国营养学会根据合理营养、平衡膳食的原则制定了最新版本的《中国居民膳食指南（2022）》，主要目的是合理营养、平衡膳食、促进健康。该指南的主要内容如下。

1. 食物多样，合理搭配

平衡膳食是最大限度地保障人体营养需要和健康的基础，食物多样是平衡膳食的基本原则。每天的膳食中应包括谷薯及杂豆类、蔬果类、畜禽肉类、水产类、蛋类、乳类、大豆坚果类等食物。建议平均每天摄入 12 种以上、每周 25 种以上的食物。以谷薯及杂豆类为主是平衡膳食的重要特征：每天摄入谷薯及杂豆类食物 250 ~ 400g，其中全谷物和杂豆类食物 50 ~ 150g，薯类食物 50 ~ 100g；膳食中碳水化合物提供的能量应占摄入的总能量的 50% 以上。

拓展 PPT

2. 吃动平衡，健康体重

体重是评价人体营养和健康状况的重要指标，吃和动是保持健康体重的关键。各年龄段的人群都应该坚持天天运动，维持能量平衡，保持健康体重。体重过低和过高均易增加疾病的发生风险。推荐每周应至少进行 5 天、累计 150 分钟以上的中等强度身体活动；坚持日常身体活动，平均每天主动运动 6000 步；尽量减少久坐的时间。

拓展 PPT

3. 多吃蔬果、奶类、全谷大豆类食物及其制品

蔬果类、乳类和大豆类食物及其制品是平衡膳食的重要组成部分，坚果类食物是膳食的有益补充。蔬果类食物是维生素、矿物质、膳食纤维和植物化学物的重要来源，乳类和大豆类食物富含钙、优质蛋白质和维生素 B 族，对降低慢性病的发病风险具有重要作用。因此，应提倡餐餐有蔬菜，推荐每天摄入蔬菜 300 ~ 500g，其中深色蔬菜应占 1/2；提倡天天吃水果，推荐每天摄入新鲜水果 200 ~ 350g，且不能以果汁代替鲜果；提倡食用各种乳制品，摄入量相当于每天食用奶及奶制品 300 ~ 500g；提倡经常食用豆制品，每天的食用量相当于大豆 25g 以上；提倡适量食用坚果类食物。

拓展 PPT

4. 适量食用鱼、禽、蛋、瘦肉

拓展 PPT

鱼、禽、蛋和瘦肉可提供人体所需要的优质蛋白质、维生素 A、维生素 B族等，有些也含有较高的脂肪和胆固醇。动物类食物中优选鱼类、蛋类和禽类，鱼类和禽类的脂肪含量相对较低，鱼类含有较多的不饱和脂肪酸；蛋类中各种营养成分齐全；食用畜类时应选择瘦肉，瘦肉中的脂肪含量较低。过多食用烟熏和腌制的肉类会增加肿瘤的发病风险，应当少食用。推荐每周食用动物性食物 120 ~ 200g、每周至少食用 2 次水产品，每天 1 个鸡蛋。

5. 少盐少油，控糖限酒

拓展 PPT

目前，我国多数居民摄入的食盐、食用油和脂肪过多，这是高血压、肥胖和心脑血管疾病等慢性病发病率居高不下的重要因素。因此，应当培养清淡饮食习惯，推荐成年人每天摄入食盐不超过 5g，每天摄入食用油 25 ~ 30g。过多摄入糖会增加龋齿和超重发生的风险，推荐每天摄入糖不超过 50g，最好控制在 25g 以下。水在生命活动中发挥重要作用，应当足量饮水。建议成年人每天饮用 7 ~ 8 杯水（1500 ~ 1700mL），提倡饮用白开水或茶水，不喝或少喝含糖饮料。儿童少年、孕妇、哺乳期妇女不应饮酒。成年人如饮酒，则一天饮酒的酒精量男性不超过 25g，女性不超过 15g。

6. 规律进餐，足量饮水

7. 会烹会选，会看标签

8. 公筷分餐，杜绝浪费

详细内容扫码

（四）平衡膳食宝塔

"中国居民平衡膳食宝塔"是根据《中国居民膳食指南（2022）》制作的，结合了中国居民的膳食实际情况，把平衡膳食的原则转化成各种食物的重量，便于大家在日常生活中实行。"中国居民平衡膳食宝塔"共分为五层，包含我们每天应吃的主要食物种类（见图 3-2）。"中国居民平衡膳食宝塔"利用各层位置和面积的不同反映各类食物在膳食中的地位和应占的比重。

"中国居民平衡膳食宝塔"没有建议糖的摄入量，适当多吃糖对人体伤害不大。但多吃糖会引起肥胖、高血糖等疾病，儿童、青少年多吃糖会引起龋齿，所以要养成吃糖后及时漱口的好习惯。

新的"中国居民平衡膳食宝塔"增加了水和身体运动的等内容，强调足量饮水和增加身体运动的重要性。水是膳食的重要组成部分，是一切生命必需的物质，其需求量主要受年龄、环境（温度）、身体运动等因素影响。在温和气候条件下生活的、从事轻体力活动的成年人每日至少应饮水 1200mL（约 6 杯）；在高温条件下生活的、从事强体力劳动的成年人应适当增加饮水量。饮水不足或饮水过多都会对人体健康造成危害。饮水应少量多次，要主动，不应感到口渴时才饮水。

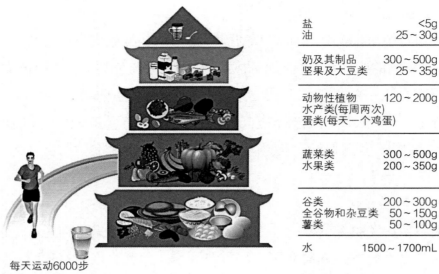

盐	<5g
油	25～30g
奶及其制品	300～500g
坚果及大豆类	25～35g
动物性植物	120～200g
水产类(每周两次)	
蛋类(每天一个鸡蛋)	
蔬菜类	300～500g
水果类	200～350g
谷类	200～300g
全谷物和杂豆类	50～150g
薯类	50～100g
水	1500～1700mL

每天运动6000步
▲ 图 3-2　中国居民平衡膳食宝塔

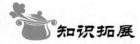 想一想

1．世界各国将膳食结构分为哪四种类型？其主要特点分别是什么？

2．"中国居民平衡膳食宝塔"一共分为几层？各层的主要内容是什么？

3．中国居民膳食结构与营养发展中存在的问题有哪些？如何进行改善？

4．《中国居民膳食指南（2022）》的主要内容是什么？

做一做

利用课余时间查看有关资料，熟悉特殊人群的膳食指南要求。

知识拓展

国民营养计划（2017—2030年）主要目标

国民营养事关国民素质提高和经济社会发展。近年来，我国居民生活水平不断提高，营养供给能力显著增强，国民营养健康状况明显改善，但仍面临居民营养不足与过剩并存、营养相关疾病多发、营养健康生活方式尚未普及等问题，这些均已成为影响国民健康的重要因素。为贯彻落实《"健康中国2030"规划纲要》，国家制订了国民营养计划，其主要内容如下。

到2030年，营养法规标准体系将更加健全，营养工作体系将更加完善，食物营养健康产业持续健康发展，传统食物营养服务将更加丰富，"互联网＋营养健康"的智能化应用普遍推广，居民营养健康素养将进一步提高，营养健康状况将显著改善。

——进一步降低重点人群贫血率，5岁以下儿童贫血率和孕妇贫血率控制在10%以下。

——5岁以下儿童生长迟缓率下降至5%以下；0～6个月婴儿纯母乳喂养率在2020年的基础上提高10%。

——进一步缩小城乡学生身高差别；学生肥胖率上升趋势得到有效控制。

——进一步提高住院患者营养筛查率，以及因营养不良住院患者的营养治疗比例。

——居民营养健康知识知晓率在2020年的基础上继续提高10%。

——全国人均每日食盐摄入量降低20%；居民超重、肥胖的增长速度明显放缓。

任务二 科学配餐与营养食谱编制

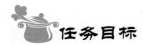 **任务目标**

能力目标

● 掌握科学配餐对不同人群的好处和影响

● 能够根据营养食谱编制原则对周围人群进行日常饮食分析和膳食指导

● 掌握营养食谱编制的方法和具体步骤，能够独立设计和编制营养食谱

知识目标

● 了解：科学配餐的概念及意义、营养食谱编制的目的

● 熟悉：营养食谱编制的原则及要点

● 掌握：营养食谱编制的方法及具体步骤

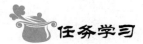 **任务学习**

一、科学配餐的概念及意义

（一）科学配餐的概念

科学配餐就是按照人们身体的需要，根据食物中各种营养物质的含量，设计一天、一周或一个月的食谱，使人体摄入的糖类、脂肪、蛋白质、矿物质、水、维生素等几大营养素比例合理，即达到平衡膳食。科学的营养配餐是实现平衡膳食的一种措施。平衡膳食的原则只有通过营养食谱表达出来，才能充分体现其实际意义。

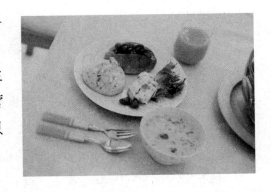

（二）科学配餐的意义

（1）科学配餐可以将各类人群的膳食营养素参考摄入量具体落实到就餐者的每日膳食中，使他们能够按其需要摄入足够的能量和各种营养素，同时又防止营养素或能量的过高摄入。

（2）根据人群对各种营养素的需要，结合当地食物季节、种类、烹饪方法和经营档次，

合理选择各种食物，达到平衡膳食的目的。

（3）合理指导人群膳食，并有效地降低膳食成本及劳务成本。

二、营养食谱的编制

（一）营养食谱编制的目的

（1）合理选择各种食物，达到平衡膳食的目的。营养食谱是根据各类人群的膳食营养素参考摄入量而编制的，使他们既能摄入足够的能量和各种营养素，又能做到数量充足且不过剩。

（2）通过编制营养食谱，既可指导企业管理人员有计划地管理企业膳食，也有助于家庭有计划地管理家庭膳食，并且有利于膳食成本核算。

（二）营养食谱编制的原则

（1）保证营养平衡的同时不仅要保证品种多样，而且要保证数量充足，膳食既要满足就餐者的需要又要防止过量。对一些特殊人群，如生长期的婴幼儿、学龄前儿童、青少年、孕妇、中老年人等，还要注意易缺少的营养素（如维生素、矿物质等）的供给。同时要注意，各营养素之间的比例要适宜；膳食中的能量来源及其在各餐中的分配比例要合理。

要保证蛋白质中优质蛋白质占适宜的比例；要以植物油作为油脂的主要来源；同时还要保证糖类的摄入；各矿物质之间也要配比适当。食物的搭配要合理，注意主食与副食、杂粮与精粮、荤与素等食物的平衡搭配。膳食制度要合理，应定时定量进餐，成年人一日三餐，儿童在三餐之外再加一次点心，老年人也可在三餐之外适当食用点心。

（2）照顾饮食习惯，注意饭菜的口味。在可能的情况下，既要保证膳食多样化，又要照顾就餐者的膳食习惯。注意烹饪的方法，要做到色香味美、质地宜人、形状优雅。

（3）考虑季节和市场供应情况，主要是熟悉市场上可供选择的原料，并了解其营养特点。

（4）兼顾经济条件，既要使食谱符合营养要求，又要使就餐者在经济上能够承受，从而使食谱有实际意义。

（三）营养食谱编制的方法

编制营养食谱时，应根据就餐者的生理特点进行编制。下面以一位身高 180cm，体重 75kg 的 40 岁中体力男性劳动者为例来编制一日的食谱。

1. 根据成年人的身高，计算其标准体重

（1）标准体重（kg）= 身高（cm）－105=180－105=75（kg）。

（2）根据成年人的体质指数（BMI），判断其属于正常、超重、肥胖还是消瘦。

体质指数（BMI）= 实际体重（kg）÷ 身高的平方（m^2）=75÷（1.8×1.8）≈23。属于正常。

注：我国健康成年人（18 ～ 64 岁）的 BMI 应在 18.5 ～ 23.9，24.0 ≤ BMI<28.0 属于超重，BMI ≥ 28.0 属于肥胖，BMI<18.5 属于消瘦。

（3）了解就餐者体力劳动及其胖瘦情况，根据成年人全日能量供给量确定其能量供给量。

全日能量供给量（kcal）= 标准体重（kg）× 单位标准体重能量需要量（kcal/kg）

总能量 =75kg×40kcal/kg=3000kcal

2. 确定产能营养素，并适当分配

（1）糖类 60%、脂肪 25%、蛋白质 15%。

糖类 =（3000kcal×60％）÷4kcal/g=450g

脂肪 =（3000kcal×25％）÷9kcal/g ≈ 83g

蛋白质 =（3000kcal×15%）÷4kcal/g ≈ 113g

（2）早餐 30%、午餐 40%、晚餐 30%。

早餐的能量 =3000kcal×30%=900kcal

早餐的糖类 =450kcal×30%=135kcal

早餐的脂肪 =83kcal×30% ≈ 25kcal

早餐的蛋白质 =113kcal×30% ≈ 34kcal

午餐的能量 =3000kcal×40%=1200kcal

午餐的糖类 =450kcal×40%=180kcal

午餐的脂肪 =83kcal×40% ≈ 33kcal

午餐的蛋白质 =113kcal×40% ≈ 45kcal

晚餐的能量 =3000kcal×30%=900kcal

晚餐的糖类 =450kcal×30%=135kcal

晚餐的脂肪 =83kcal×30% ≈ 25kcal

晚餐的蛋白质 =113kcal×30% ≈ 34kcal

3. 确定主食量，并适当分配

由糖类的 80% 计算主食量，剩下的 20% 由块茎类、杂豆类、水果、蔬菜、蜂蜜、食糖及其他副食来提供单糖、双糖和多糖。米面等主食按 75% 的含糖量计算。

早餐的主食量 =（135g×80%）÷75%=144g

午餐的主食量 =（180g×80%）÷75%=192g

晚餐的主食量 =（135g×80%）÷75%=144g

4. 以蛋白质总量减去主食中的蛋白质含量求副食量

（1）求主食中的蛋白质含量，按主食的 10% 计算。

早餐主食中的蛋白质 =144g×10%=14.4g

午餐主食中的蛋白质 =192g×10%=19.2g

晚餐主食中的蛋白质 =144g×10%=14.4g

因为块茎类食物也可提供一部分蛋白质，所以按差额的 90% 计算。

（2）求各餐蛋白质的差额。

早餐蛋白质的差额 =（34g-14g）×90% ≈ 18g

午餐蛋白质的差额 =（45g-19g）×90% ≈ 23g

晚餐蛋白质的差额 =（34g-14g）×90% ≈ 18g

差额由蛋类、肉类、水产类等食物提供。早餐中的蛋白质分别由鸡蛋、牛乳各提供$\frac{1}{2}$（蛋白质含量分别为 13.3%、3.3%）。

$$鸡蛋 = （18g \times \frac{1}{2}）\div 13.3\% \approx 68g$$

$$牛乳 = （18g \times \frac{1}{2}）\div 3.3\% \approx 273g$$

午餐中的蛋白质差额分别由鱿鱼（蛋白质含量 15%）、猪肝（蛋白质含量 21.3%）、火腿（蛋白质含量 16.4%）各提供$\frac{1}{3}$。

$$鱿鱼 = （23g \times \frac{1}{3}）\div 15\% \approx 51g$$

$$猪肝 = （23g \times \frac{1}{3}）\div 21.3\% \approx 36g$$

$$火腿 = （23g \times \frac{1}{3}）\div 16.4\% \approx 46g$$

晚餐中的蛋白质差额分别由鱿鱼（蛋白质含量 20%）、豆腐（蛋白质含量 11%）、猪肉（蛋白质含量 15%）各提供$\frac{1}{3}$。

$$鱿鱼 = （18g \times \frac{1}{3}）\div 20\% = 30g$$

$$豆腐 = （18g \times \frac{1}{3}）\div 11\% \approx 55g$$

$$猪肉 = （18g \times \frac{1}{3}）\div 15\% = 40g$$

动物类食物、大豆类食物的量已经确定，因此蛋白质的摄入量已经确定，蔬果类食物最好选用当地市场上的时令蔬菜、水果。

最后计算出食用油脂的摄入量，查看《中国食物成分表》，再将需要的脂肪总量减去食物提供的脂肪量即可。

？ 想一想

1. 什么叫作科学配餐？科学配餐的意义是什么？

2. 营养食谱编制的方法和原则有哪些？在营养食谱编制时应注意哪些事项？

？ 做一做

利用业余时间查看《中国食物成分表》，了解常用食物的营养成分，并为你的父母编制一个科学合理的营养食谱。

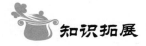 **知识拓展**

老年人的健康饮食原则

老年人的饮食和营养素摄入需要特别重视，根据老年人的生理特点及其对各项营养素的需求，专家对老年人的健康饮食提出了如下原则。

1. 提倡食物粗细搭配

因老年人胃肠功能较弱，所以既要选择易消化的食物来保证其消化吸收，又要注意老年人的主食的加工不宜过精。粗粮和蔬果类食物中富含膳食纤维，能够促进肠蠕动、预防便秘，且对老年人多发的心脑血管疾病、糖尿病、癌症等疾病都有预防作用。

2. 合理地补充营养从而提高机体的代谢能力

充足的维生素和多种微量元素可使各种代谢酶的功能加强。特别是某些蔬菜中富含的维生素E、维生素C和胡萝卜素等都有强抗氧化作用，能够消除有害的自由基，起到推迟衰老的作用。

3. 多食用大豆类食物及其制品，多喝骨头汤

大豆类食物中的营养物质是最具有抗氧化能力和作用的。因此，经常食用大豆类食物及其制品，可以抑制细胞脂质的氧化，抵抗人体衰老。此外，多喝骨头汤也具有很好的保健效果，因为骨头汤能够缓解老年人的骨质疏松，预防筋骨挛痛、膝盖痛和脊椎痛，延缓人体老化。

总之，为了让老年人每天都能摄入足够的能量及营养，有关专家建议，不妨让老年人每天少食多餐，只有平衡膳食才能达到营养健康的功效。

任务三　不同人群的营养与膳食

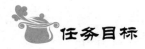 **任务目标**

能力目标
- 掌握影响普通人群营养和膳食的三大因素
- 能够正确分析特殊人群的生理特点及其易于出现的营养素缺乏问题，并了解与之相关的注意事项
- 能够对特殊人群的膳食进行合理的膳食指导

知识目标
- 了解：普通人群的营养与膳食原则
- 熟悉：孕妇、哺乳期妇女、婴儿、学龄前儿童、青少年及老年人的生理特点
- 掌握：孕妇、哺乳期妇女、婴儿、学龄前儿童、青少年及老年人的营养需求

![任务学习]

"民以食为天"，食物是营养素的主要源泉，人从胚胎期开始到生命结束都离不开营养素，它起着维持生长发育与组织更新的重要作用。

一、普通人群的营养与膳食

膳食中的营养素具有维持人体正常的生理功能与新陈代谢的重要作用。根据不同年龄、性别、体力活动及生理特点，不同人群对营养素的需求量也会有明显的差异。影响普通人群的营养素与膳食的因素主要有以下三个方面。

1. 生理特点的个体差异

青少年处于生长发育阶段，需要充足的营养素供给，尤其需要蛋白质和钙的摄入。而老年人随着年龄的增长身体逐渐衰弱，消化吸收的能力随之下降，所以对营养素的需求也与青少年大有不同，尤其在膳食上应选择高蛋白、低脂肪、低胆固醇等容易消化吸收的食物。大病初愈恢复期或营养不良的人群，则需要高能量、高蛋白的食物。

2. 四季与营养素摄入

我国中医学有"春夏养阳，秋冬养阴"之说，其基本含义是顺应四季的不同变化而养生。

（1）春季。春季万物苏醒，大地回春，天气由寒冷转向温暖。这个季节也是细菌、病毒生长繁殖的高峰期。普通人群应多食用富含维生素C的蔬菜、水果，以提高抵抗力，饮食应清淡可口，忌油腻生冷的食物。

（2）夏季。夏季是一个能量消耗较多的季节，由于处于气温较高的环境下生活或工作，所以会出现食欲下降、出汗较多的情况，而且容易中暑，因此应选择清淡爽口、清热祛暑、健脾开胃的食物，如苦瓜、西瓜、莲藕、丝瓜等。

（3）秋季。秋季是养生保健的最佳季节。因为这个季节的气候比较干燥，所以普通人群应选择养阴、润燥、清心安神的食物，如银耳莲子粥、养心老鸭煲、西芹炒百合等。

（4）冬季。由于冬季时气温下降，人体的生理与食欲都会受到严重的影响，所以普通人群在膳食上除应摄入各种营养素外，还要注重脂肪的摄入，在体内储藏能量以达到御寒的目的，应多食用猪肉、牛肉、羊肉、狗肉等动物类食物。同时需要注意的是，北方地区在冬季由于受地域环境的影响，蔬菜、水果品种不足，所以要注重对维生素C、维生素A及维生素B族的摄入。

3. 职业与营养素的摄入

（1）体力劳动者需要摄入的营养素。大多数体力劳动者对能量消耗比较多，新陈代谢比较旺盛，中体力劳动者每天会消耗 12561 ～ 14655kJ 的热量，重体力劳动者每天会消耗 15073 ～ 16748kJ 的热量。还有一些体力劳动者可能在一些重金属、化学毒物、高温环境下工作，因此在膳食营养搭配上要注重增加主食的摄入量，以满足身体对热量的需求；增加蛋白质的摄入量，以增强机体对各种毒物的抵抗力，最重要的是满足人们的身体需求；摄入适量的维生素与无机盐，以提高机体抵抗力且减少有害物质对特殊工种劳动者的危害。

（2）脑力劳动者需要摄入的营养素。大多数脑力劳动者脑力活动多，工作压力大，体力活动相对较少，对热量的需求量相对不高，所以不宜食用过多的糖类和脂肪，以免引起高血脂、肥胖症等疾病。

脑力劳动者应食用富含优质蛋白质的食物，如鱼类、蛋类、乳类及其制品等食物。实验证明，摄入不同含量的蛋白质对大脑活动有重要的作用。

脑力劳动者还应食用富含卵磷脂、脑磷脂的食物，如鸡蛋黄、大豆类食物及其制品、猪脑、羊脑等具有补脑健脑作用的食物。此外，脑力劳动者还应食用富含维生素 A、维生素 C、维生素 B 族等营养素的食物。

需要注意的是，在实际生活中，要遵守营养学所提出的"食量与体力要保持一致"的原则。

二、特定人群的营养与膳食

特定人群包括孕妇、哺乳期妇女、婴儿、学龄前儿童、青少年及老年人。根据这些人群的生理特点和营养需要，中国营养学会特别制定了相应的膳食指南，以期更好地指导孕期和哺乳期妇女的膳食、婴儿合理喂养和辅助食品的科学添加、学龄前儿童和青少年在身体快速增长时期的饮食，以及适应老年人生理和营养素需要变化的膳食安排，从而达到提高健康水平和生命质量的目的。

（一）孕妇与营养

1. 孕期的生理特点

近年来，优生优育是我国应对老龄化的重要决策，因此需要对孕妇格外重视。孕期的营养关系胎儿的生长发育，胚胎和胎儿在母体中发育的整个过程称为妊娠期，时间约为 280 天，习惯上称为"十月怀胎"。与非孕妇同龄妇女相比，孕妇与胎儿的生长发育需要更多的营养。

2. 孕期对营养素需要

（1）能量。孕妇在孕期时的能量消耗比非孕期多，如果通过增加食物的供给量来增加营养素的摄入，则很容易引起肠胃不适，所以应多选择富含营养素的食物。我国建议孕妇每天摄入的能量为 2300kcal，若从事正常的轻体力活动则还应再增加 200 kcal 能量。

（2）蛋白质。在怀孕期间，应增加蛋白质的摄入量，以满足母体的代谢及胎儿的生长发育，营养学会建议：孕妇在孕期的中期每天应增加蛋白质 15g；孕妇在孕期的后期每天应增加蛋白质 25g。考虑我国谷类蛋白质的利用率低，所以只有增加优质蛋白质的供给才能满足母体与胎儿对营养素的需求。

（3）脂类。孕妇在孕期要储备适量的脂肪及多种脂肪酸，但脂肪过多则会导致孕妇非生理性体重增加；脂肪过少则会影响胎儿脑细胞的分裂与增殖。《中国居民膳食营养素参考摄入量》建议：孕妇的膳食中脂肪应占总能量的 20% ~ 30%。

（4）维生素。孕期需要的主要维生素如表 3-1 所示。

表 3-1　孕期需要的主要维生素

维 生 素	作用及缺乏症	主要食物来源
维生素 A	维持视觉、促进生长发育、加强免疫等，但摄入过多可能会导致胎儿畸形	鱼肝油、动物肝脏、胡萝卜、黄绿蔬菜、蛋类、乳制品、黄色水果等
维生素 B_6	制造抗体和红细胞的必要物质	动物肝脏、燕麦、花生、胡桃等
维生素 B_{12}	防止贫血，维持神经系统的正常功能，缺乏会导致恶性贫血、脑障碍	动物类食物，其中动物肝脏是最好的来源，瘦肉、鱼也是良好的来源
维生素 B_{11}	细胞分裂过程中所必需的物质，缺乏会导致巨细胞性贫血、失眠、健忘、躁动不安等	动物肝脏、深绿色叶菜、胡萝卜、南瓜、土豆、豆类、香蕉、鱼肝油等
维生素 C	帮助人体对铁的吸收并预防维生素 C 缺乏症	柑橘类、莓类、绿叶蔬菜、番茄等
维生素 D	促进钙和磷的吸收，强化骨骼及牙齿；帮助胎儿正常发育，防治佝偻病	动物肝脏、鱼肝油、乳类及其制品（脱脂乳除外）、蛋、鱼等
维生素 E	抵抗自由基的侵害，预防癌症及心肌梗死，对生育是必需的维生素	小麦胚芽、玉米油、豌豆、红薯等
维生素 K	促进血液正常凝固及骨骼生长	乳酪、深绿蔬菜、海藻类、植物油、鱼肝油等
叶酸	促进胎儿神经管发育，预防胎儿畸形	酵母、动物肝脏、绿叶蔬菜

（5）矿物质。孕期需要的主要矿物质如表 3-2 所示。

表 3-2　孕期需要的主要矿物质

矿 物 质	作用及缺乏症	主要食物来源
锌	缺锌会导致胎儿体重增长缓慢，严重者会引起胎儿发育停滞或先天畸形	豆类、小米、萝卜、大白菜、牡蛎、牛肉、羊排、仔鸡、熏鱼或鲜鱼、茶叶等
铁	血红蛋白所必需的矿物质，所以整个孕期需要补铁至少 1200mg	海带、紫菜、动物肝脏、带鱼、黄酱、酱油、萝卜干、绿豆、小白菜、柑橘、核桃仁等
钙	胎儿骨骼和牙齿等发育所必需的矿物质	鱼类、牛乳、乳酪、海藻类及绿色蔬菜等
碘	甲状腺生长所必需的矿物质。孕妇对碘的需求比非孕期增加 30% ~ 100%	海带、紫菜、发菜、海参、海蜇、海鱼等
镁	可预防早产	绿叶蔬菜、黄豆、玉米、芝麻、核桃、苹果、麦芽和海带等
锰	缺锰会导致胎儿畸变	谷类和蔬菜
铬	调节胰岛素活性的物质，每天大约需要 50 μg	肉类、海参、鱿鱼、海鳗、条虾、豆类、硬果、菌藻类等

3. 孕期的膳食指南

（1）补充叶酸，需经常食用富含铁的食物，选用碘盐。

（2）孕吐严重者，可少量多餐，保证摄入含有必要碳水化合物的食物。

（3）孕期的中晚期应适量增加乳类食物、动物类食物、蛋类食物的摄入量。

（4）适量增加运动，维持孕期适宜增重。

（5）禁烟酒，愉快孕育新生命，积极准备母乳喂养。

（二）哺乳期妇女的营养

1. 哺乳期妇女的生理特点

哺乳期妇女的主要生理特点是，一方面要补偿妊娠、分娩时所消耗的营养素储备，以促进各器官、各系统功能的恢复；另一方面要分泌乳汁、哺育婴儿。通常，哺乳期妇女每天会分泌 600 ～ 800mL 的乳汁来喂养婴儿，若减少分泌量则会影响婴儿的生长发育，若乳母从膳食中摄入的营养素含量不足则会影响哺乳期妇女的健康。

2. 哺乳期妇女的营养素需要

（1）热量。在哺乳期，哺乳期妇女每天分泌的乳汁为 600 ～ 800mL，一般来说，哺乳期妇女哺育婴儿会比较烦琐且会增加基础代谢。中国营养学会建议：哺乳期妇女每天摄入的热量要比正常妇女增加 3349kJ（800 kcal）。

（2）蛋白质。蛋白质的摄入量会影响乳汁分泌的质量与数量。因此，哺乳期妇女在这一时期要多食用富含优质蛋白质的食物，如乳类、鱼类、大豆类等。中国营养学会建议：哺乳期妇女每天的蛋白质的摄入量应比正常妇女多 25g。

（3）脂肪。母乳中的脂肪含量与哺乳期妇女的膳食有很大的关系，脂肪对婴儿大脑发育起重要作用，尤其是其中所含的不饱和脂肪酸作用更大。中国营养学会建议：哺乳期妇女每日脂肪摄入量为总摄入能量的 20% ～ 30%。

（4）维生素。哺乳期妇女的维生素需求量如表 3-3 所示。

表 3-3　哺乳期妇女的维生素需求量

名　称	维生素A	维生素D	维生素B$_1$	维生素B$_2$	烟　酸	维生素C
每日需求量	1200μgRE	10μg	1.8μg	1.7μg	18mg	130mg

（5）矿物质。哺乳期妇女的矿物质需求量如表 3-4 所示。

表 3-4　哺乳期妇女的矿物质需求量

名　称	钙	铁	锌	碘	硒
每日需求量	1200mg	28mg	21.5mg	200mg	25μg

3. 哺乳期妇女的膳食指南

（1）增加富含优质蛋白质及维生素 A 的动物类食物和水产类食物，选用碘盐。

（2）产褥期妇女的膳食要多样且不过量，应重视整个哺乳期的营养补充。

（3）愉悦心情，充足睡眠，促进乳汁分泌。

（4）坚持哺乳，适度运动，逐步恢复适宜体重。

（5）忌烟酒，避免饮用浓茶和咖啡。

（三）婴儿的营养

1. 婴儿的生理特点

婴儿期是人生命中成长发育最快的时期，新生婴儿因胃容量小，在吸饱乳后受到震动会引起胃中乳液溢出或呕吐。6 个月以下的婴儿每天每千克体重要摄入 500kJ 热量，7 ~ 12 个月婴儿每天每千克体重要摄入 420kJ 热量。要有足够的热量才能保持婴儿的正常生长发育。此外，婴儿在 6 个月后除从母乳中摄入各种营养素外，还要适量增加易消化吸收的食物，如鸡蛋羹、蔬菜粥等。

2. 婴儿的营养需要

（1）能量。婴儿的基础代谢、体力活动、消化食物时所需的特殊动力、能量储存与排泄消耗、成长发育等均需要能量。0 ~ 0.5 岁的婴儿每天需要能量 90kcal/kg，0.5 ~ 1 岁的婴儿每天需要能量 80kcal/kg。

（2）蛋白质。婴儿的成长发育离不开蛋白质，其中必需氨基酸的所需比例大于成年人，成年人所需的 8 种必需氨基酸包括苏氨酸、苯丙氨酸、蛋氨酸、亮氨酸、异亮氨酸、赖氨酸、缬氨酸、色氨酸。婴儿在此基础上增加了一种必需氨基酸——组氨酸。营养良好的母乳中蛋白质的密度为（1.5 ~ 1.6g）/100kcal。

（3）脂肪。婴儿在成长发育时期离不开脂肪，它是构成神经组织等的必需物质。婴儿 4 ~ 5 个月以后可以辅助牛乳、鸡汁馄饨、鸡蛋羹等食物。

（4）矿物质。

● 钙。

钙是骨骼中的主要成分，新生儿体内的含钙量约占其体重的 0.8%，到成年人时约占体重的 1.5%。2000 年，中国营养学会推荐 6 个月以内的婴儿钙的每日适宜摄入量为 300mg，6 个月以上的婴儿钙的每日适宜摄入量为 400mg。补充过多的钙会增加婴儿肾溶质的负荷。

● 铁。

在婴儿期，铁的主要作用是向各组织运输氧气，母乳及牛乳中的铁含量均较低。母乳 1 ~ 3 个月时的铁含量为 0.6 ~ 0.8mg/L，4 ~ 6 个月时为 0.5 ~ 0.7mg/L。牛乳中的铁含量约为 0.45mg/L，婴儿在 4 个月后急需通过膳食补充铁，此时可适量补充含有强化铁的配方米粉或奶粉，以及蛋黄等。我国 6 个月以上婴儿铁的每日参考摄入量是 10mg。

● 锌。

推荐婴儿锌的每日参考摄入量约为 1.5mg，6 个月以内母乳喂养婴儿极少出现锌缺乏。但在 6 个月后，婴儿膳食中植物成分增加，因此锌的每日参考摄入量为 10mg。婴儿配方奶粉是较好的锌的来源，此外还可为婴儿补充富锌的肝泥、海鱼、蛋黄等。

（5）维生素。

● 维生素 A。

推荐婴儿维生素 A 的摄入量，以视黄醇计为每日 400μg。营养良好的母乳中含有较丰富的维生素 A，母乳喂养的婴儿一般无须额外补充维生素 A。但牛乳中的维生素 A 仅为母乳中的一半，用牛乳喂养的婴儿需要额外每日补充 150 ~ 200μg 的维生素 A。

● 维生素 D。

维生素 D 是唯一能够在体内合成的维生素，合成的条件是紫外线的照射。因此，婴儿期应进行适当的户外活动，以增加维生素 D 的合成。

维生素 D 缺乏会引发婴儿患佝偻病。由于母乳及牛乳中的维生素 D 含量均较低，加上婴儿户外活动少，因此出生两周后，婴儿应及时补充维生素 D，唯一的例外是用强化维生素 D 的婴儿配方奶粉喂养的婴儿。推荐婴儿维生素 D 的每日参考摄入量为 10μg。

● 维生素 B 族。

维生素 B 族均为水溶性维生素，在人体内储存量较少。母乳及牛乳中均含有较丰富的维生素 B 族。用母乳及牛乳喂养的婴儿较少出现各种维生素 B 族缺乏的现象。另外，当哺乳期妇女身体中缺乏维生素 B 族时，也容易引起婴儿相应的维生素 B 族缺乏。

● 维生素 C。

母乳喂养的婴儿可从母乳中获得足量的维生素 C。牛乳中维生素 C 的含量仅为母乳中的 1/4（约为 11mg/L），且在煮沸过程中又有损失，所以最好选择配方奶粉。纯牛乳喂养的婴儿应及时补充富含维生素 C 的蔬果汁（如橙子、深绿色叶菜汁）或维生素 C 制剂等。婴儿维生素 C 的每日参考摄入量为 40 ~ 50mg。

3. 婴儿的膳食指南

（1）6 月龄婴儿母乳喂养指南。

● 产后应尽早开奶，坚持新生儿第一口吃到的食物是母乳。

● 坚持 6 个月内纯母乳喂养。

● 顺应喂养，建立良好的生活规律。

● 婴儿出生后数日内开始补充维生素 D，无须补钙。

● 婴儿配方奶粉是不能纯母乳喂养时的无奈选择。

● 监测体格指标，保持健康成长。

（2）7 ~ 24 月龄婴幼儿喂养指南。

● 继续母乳喂养，婴幼儿满 6 个月起添加辅食。

● 从富含铁的泥糊状食物开始，逐步添加辅食，最终做到食物多样。

● 提倡顺应喂养，鼓励但不强迫进食。

● 辅食中不添加调味品，尽量减少糖和盐的摄入量。

● 注重饮食卫生和进食安全。

● 定期监测体格指标，确保健康成长。

（四）学龄前儿童、青少年的营养

1. 学龄前儿童、青少年的生理特点

学龄前儿童、青少年的生理特点是正处于生长发育期间，基础代谢率增加，智力发育快，而且活动量很大。这一时期，他们在心理、生理上都发生了很大的变化。

2. 学龄前儿童、青少年的营养素需要

（1）糖类。糖类是人们摄入能量的最经济的来源，学龄前儿童、青少年的膳食中的糖类推荐摄入量占总摄入能量的 55% ~ 65%。同时，控制糖类的摄入，还可以起到减肥的作用。

（2）蛋白质。我国学龄前儿童、青少年膳食中蛋白质的推荐摄入量如表3-5所示。

表3-5　我国学龄前儿童、青少年膳食中蛋白质的推荐摄入量

年龄（岁）	推荐摄入量（g/d）		年龄（岁）	推荐摄入量（g/d）	
	男	女		男	女
6～7	35	35	12～13	50	50
8～9	40	40	14～15	60	55
10～11	40	40	16～18	75	60

（3）脂肪。学龄前儿童、青少年的膳食中脂肪的推荐摄入量占总摄入能量的25%～30%。脂肪摄入过多会引起肥胖及成年后易患心脑血管疾病等，脂肪摄入过少则会阻碍正常的生长发育。因此，脂肪摄入过多或过少都会危害健康。同时，要注意必需脂肪酸的供给，它是儿童中枢神经系统发育所必需的营养素。

（4）矿物质。

● 钙。

学龄前儿童、青少年的骨骼和牙齿的增长离不开钙的参与：6～10岁钙的每日适宜摄入量为800mg；11～18岁钙的每日适宜摄入量为1000 mg。钙的主要食物来源包括牛乳、小鱼、小虾、大豆类食物及其制品等。

● 铁。

铁的缺乏会引起贫血，还会使学龄前儿童、青少年学习能力下降、免疫力下降。具体摄入量可参考"我国儿童和青少年营养素膳食铁推荐摄入量"。铁的主要食物来源包括动物肝脏、芝麻酱、黑木耳等。

● 锌。

儿童缺乏锌的症状包括注意力不集中、食欲差、味觉减退、异食癖，严重时会导致生长迟缓等。具体摄入量可参考"我国儿童和青少年营养素膳食锌推荐摄入量"。锌的主要食物来源包括谷类胚芽、坚果类食物等。

● 碘。

缺乏碘会导致学龄前儿童和青少年甲状腺肿大，膳食碘RNI：6～10岁为90μg/d；11～13岁为120μg/d；14～18岁为150μg/d。碘的主要食物来源包括紫菜、海带、海产鱼类等。

（5）维生素。维生素大多存在于天然的蔬果中，需求量少，容易被消化吸收。如果某种维生素缺乏时，就会出现相应的症状。例如，缺乏维生素C容易牙龈出血，缺乏维生素A容易得夜盲症等。学龄前儿童维生素A摄入量为每天500μg，青少年维生素A摄入量与成年人相同，其他维生素摄入量可参考"我国儿童和青少年营养素膳食碘推荐摄入量"。

3．学龄前儿童、青少年的膳食指南

（1）学龄前儿童膳食指南：规律就餐，自主进食不挑食，培养良好饮食习惯；每天饮乳及其制品、足量饮水，正确选择零食；食物应合理烹饪，易于消化，少调料、少油炸；参与食物选择与制作，增进对食物的认知与喜爱；经常户外活动，保障健康成长。

（2）青少年膳食指南：三餐定时定量，保证吃好早餐，避免盲目节食；多吃富含铁和维生素 C 的食物；每天进行充足的户外运动；不抽烟、不饮酒。

（五）老年人的营养

1．老年人的生理特点

人一旦进入老年，由于活动量相对减少，机体的代谢率降低，而且脂质代谢降低，生理功能减退，消化系统的调节适应能力下降，所以会相序出现胆固醇、甘油三酯升高等状况，因此易患高脂血症、动脉粥样硬化等一系列疾病。由此可见，老年人的营养素的摄入量需要进行相应的调整。

2．老年人的营养素需要

（1）糖类。老年人消化吸收功能下降，应适当食用一些含膳食纤维丰富的食物，如杂粮、蔬菜、水果等，以促进肠胃的蠕动，并能降低胆固醇。而且老年人血糖的调节功能下降，容易引起高血糖，所以应选择复合糖类的淀粉类食物。

（2）能量与蛋白质。对于老年人来说，合理的营养是健康与长寿的基础，营养不良或营养过剩都会对机体造成危害。老年人（以 65 岁以上为例）能量与蛋白质的推荐摄入量如表 3-6 所示。

表 3-6　老年人（以 65 岁以上为例）能量与蛋白质的推荐摄入量

年龄（岁）	能量（kcal）		蛋白质（g）	
	男	女	男	女
65 ~ 79（轻体力活动）	2050	1700	65	55
65 ~ 79（中体力活动）	2350	1950	65	55
80 及以上	1900	1500	65	55

（3）矿物质。

● 钙。

老年人由于体力活动相对减少和缺少日照，因此对钙的吸收能力下降，所以骨质疏松现象最为常见，我国老年人钙的每日参考摄入量是 1000mg。钙的主要食物来源包括牛乳、虾皮、大豆类食物及其制品等。

● 铁。

老年人的造血功能下降，对铁的吸收能力减退。我国老年人铁的每日参考摄入量是 12mg。铁的主要食物来源包括畜禽肉类食物、鱼类、动物肝脏等。

（4）维生素。老年人的维生素每日需求量如表3-7所示。

表3-7　老年人的维生素每日需求量

名　称	维生素A	维生素B$_1$	维生素B$_2$	维生素D	维生素E	维生素C
每日需求量	700～800μgRE	1.2～1.4mg	1.2～1.4mg	15μg	14mg	100mg

3．老年人的膳食指南

（1）少量多餐细软，预防营养缺乏。

（2）主动足量饮水，积极户外活动。

（3）延缓肌肉衰减，维持适宜体重。

（4）摄入充足食物，鼓励陪伴进餐。

? **想一想**

1. 孕期、哺乳期妇女的生理特点有哪些？如何满足营养需要？

2. 婴儿的生理特点是什么？喂养的方法有哪些？

? **做一做**

1. 询问一些父母，总结学龄前儿童、青少年的营养特点及其膳食原则。

2. 拜访几位老年人，了解他们都有哪些生理特点及膳食原则。

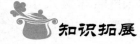 **知识拓展**

青少年膳食结构与生长发育的关系

青少年生长代谢旺盛，骨骼生长快，细胞组织数量直线上升。对大多数人来说，进入中学也就随之进入了生长发育的飞跃阶段——青春期。

良好的营养有助青少年身心的发展。中学生由于体格发育极为迅猛，加上学习紧张、活动量大，因此需要摄入更多的热量。热量主要来自碳水化合物、脂肪和蛋白质。因此，中学生应首先吃好三顿正餐，并要多吃鱼、瘦肉、蛋、牛乳、豆制品等含有丰富蛋白质的食物，更要注意钙、磷、镁和维生素A、维生素D的摄入。大量的细胞组织的形成需要铁，铁供给不足则会引发贫血。因此，铁的补充更为重要。

由于健康的身体需要摄入各种营养物质，因此挑食容易引起营养不平衡，引发各种疾病。特别需要注意的是要吃好早餐，能量供给不足会导致学生上课时注意力不集中。有条件的学校还可给学生提供一次课间加餐，以保证学生能够精力充沛地学习。

合理的粮菜混食、荤素搭配，不仅可以保证人体所需营养成分的齐全，而且还可以促进人的食欲，以增强人体对营养素的吸收和利用。

任务四　营养、膳食与疾病

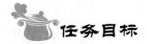

任务目标

能力目标
- 掌握营养、膳食与一些疾病的关系，以及各类疾病的特点及表现症状
- 能够分析各类疾病的诱因，并能够提出日常生活中预防和食疗的方法

知识目标
- 了解：营养、膳食与一些疾病的关系
- 熟悉：一些疾病的特点及特征
- 掌握：疾病的预防方法

任务学习

　　营养性疾病是指因营养素缺乏或不足、过剩或比例失调而引起的一系列疾病的总称，主要包括营养缺乏症、营养过剩症（或中毒）、营养代谢障碍性疾病，以及以营养素为主要病因的一些慢性疾病等。这些疾病有的与营养素有直接因果关系；有的虽与营养素没有直接因果关系，但有明显的相关性，如心脑血管疾病、肥胖症、糖尿病及某些肿瘤等。由于营养素对人体健康的影响是渐进性的，甚至是潜在性的，因此，营养性疾病的发生与发展都需要一个较长的过程，所以往往容易被人们忽视。

　　随着社会经济、文化和科学技术的发展，人们的饮食结构也在发生变化，营养性疾病对人类健康的影响越来越明显，许多疾病受营养素的影响更加明确，防治营养性疾病就成为了保护人类健康的重要内容。

一、营养、膳食与一些疾病的关系

（一）营养素缺乏或不足

　　营养素缺乏可直接引起相应的营养缺乏症，如脚气病、维生素 C 缺乏病、营养性贫血等。引起营养缺乏症的原因分为原发性和继发性两类。

　　（1）原发性营养素缺乏是指单纯的营养素摄入不足，既可以是某种营养素摄入不足，也可以是几种营养素同时摄入不足。

　　营养素摄入不足的常见原因有三个，一是战争、灾荒、贫困等社会经济因素引起的食物短缺；二是不良的饮食习惯，如偏食、忌食或挑食等使某些食物摄入不足或缺乏而引起的营养素缺乏；三是不合理的烹饪加工过程，造成食物中营养素被破坏和损失，虽然摄入的食物数量不少，但某些营养素却不足，如长期食用精白米面、捞饭等易患脚气病；蔬菜先切后洗，过度加热或水煮会使维生素 C 被大量破坏和损失，导致维生素 C 摄入不足。

（2）继发性营养素缺乏是指由于机体内外各种因素影响而引起的营养素缺乏或不足，主要是疾病、药物、生理变化等原因引起的对营养素的消化、吸收、利用障碍或需要量增加等。例如，昏迷、精神失常、口腔疾患及肠胃疾病引起的食物摄入困难或障碍，消化道疾病或胃肠手术等引起的营养素吸收障碍，肝脏疾病引起的营养素利用障碍，某些药物引起的营养素吸收、利用障碍，长期发热、甲状腺功能亢进、肿瘤等引起营养素消耗增加，生长发育、妊娠、哺乳或环境因素引起的机体营养素需求量增加等。

（二）营养素过剩或比例失调

维生素 A、维生素 D 及某些必需的微量元素摄入过多会导致中毒；热能、脂肪等摄入过多会导致肥胖症、高脂血症、动脉粥样硬化等疾病；高盐和低纤维素膳食会引发高血压等疾病。大量研究表明，营养过剩不仅是导致人群中某些慢性疾病发病率增高的因素，还和某些肿瘤（如结肠癌、乳腺癌、胃癌等）的发生有明显关系。造成营养素过剩或比例失调的主要原因如下。

1. 膳食结构不合理

膳食中动物类食物比重过大，植物类食物比重过小，精制食物多，蔬菜、水果少，这些都是导致营养素过剩和营养素不平衡的主要原因。例如，一些西方发达国家的膳食中肉类、蛋类、乳类等食物几乎达到膳食总量的 50%，因而出现了高热能、高脂肪和高蛋白质的"三高"膳食，造成热能、饱和脂肪酸、胆固醇等摄入过剩。

2. 不良的饮食行为和习惯

高盐饮食、暴饮暴食、追求饮食享受，以及优质食物集中摄入等不良饮食习惯和行为是造成营养素过剩的重要原因。

（三）营养、膳食和慢性疾病的关系

《黄帝内经》中指出"五谷为养，五果为助，五畜为益，五菜为充"。中国营养学会颁发的《中国居民膳食指南（2022）》是我们健康膳食的基础。在长期摄食过程中，某种营养素摄入过剩或不足都会引起一些慢性疾病，如高血压、心脑血管疾病等。因此，我们应该遵循饮食规律。

作为人类的主食，五谷主要含糖类和蛋白质，是我们热能的主要来源。五果指水果，其富含维生素、无机盐、糖类、纤维素、有机酸等，是营养素平衡中不可缺少的辅助食品。五畜是指动物类食物，其特点是高热能、高脂肪、高蛋白，大部分为优质蛋白，是人体必需的重要营养物质，是平衡饮食的主要辅助食品。五菜泛指各类蔬菜，其富含维生素、微量元素、纤维素，是营养素摄入平衡中不可缺少的基础食品。

总之，预防慢性疾病是现今社会最重要的事务之一，我们应采取以下方法来达到保持健康的目的。

1. 合理膳食

多吃蔬果类食物，适量摄入蛋白质，其中鱼肉是最好的蛋白质。食用清淡少盐的食物，这是因为血液内易吸收水分的盐一旦增加，就会加重心脏和肾脏的负担。建议饭后散步，以促进胃部排空。

2. 适量运动

每天适度运动 30 分钟，可使患病率降低 30%。最好的运动方式是走路、骑车、跳舞、打太极拳、中等速度的爬楼梯等。运动要循序渐进，持之以恒。

3. 戒烟限酒

吸烟对心脑血管内皮细胞有一定的损伤，会导致心肌肥厚，影响心脏的舒张和收缩功能。喝酒应适量，少量饮用葡萄酒对身体有好处，但大量饮酒会对人体健康造成危害。

4. 心理平衡

在生活中应保持良好的心理状态，有效释放压抑或紧张的情绪，这样更有利于身心健康。

二、营养、膳食引起的常见疾病

我国现今社会的慢性非传染性疾病迅速增加，已成为全国民众最担心的问题。现代医学的大量研究表明，日常膳食及营养的不均衡，是引发很多慢性病的主要原因，特别是位居死亡率前三位的疾病——恶性肿瘤、心脑血管疾病、心脏病均与此密切相关。

《中国居民营养与健康状况调查报告》的调查结果显示，我国城市居民膳食结构不尽合理。"不合理"主要是指畜肉类及油脂类食物消费过多，谷类食物消费偏低，乳类、大豆类及其制品摄入过低，造成营养素摄入不均衡。

油脂类食物摄入过多的直接后果是血脂异常。我国成年人中血脂异常的患病率为 18.6%。不同类型的血脂异常患病率分别为高胆固醇血症 2.9%、高甘油三酯血症 11.9%、低高密度脂蛋白血症 7.4%。另有 3.9% 的人血胆固醇边缘升高。

从以上数据可以看出，癌症、心脑血管疾病、心脏病已是中国城市居民健康的三大杀手。

随着能量、脂肪与蛋白质摄入量的不断增大，肥胖、心脑血管疾病、糖尿病的患病率也在不断增高。

（一）膳食营养与高血压

随着人们生活水平的提高，高血压的患病率逐年上升，已经给人们的健康带来了严重的危害。有关部门统计，我国成年人患高血压的概率是 18.8%。研究证明，导致心脑血管疾病的元凶就是高血压，因此我们要重视对高血压的防治。

1. 高血压的定义

高血压是指体循环动脉收缩期和（或）舒张期血压持续增高，当收缩压 ≥ 140mmHg 或舒张压 ≥ 90mmHg，即可诊断为高血压。

2. 高血压的特点

高血压的患病率高、致残率高、死亡率高，且可引起心、脑、肾并发症，是冠心病、脑中风和猝死的主要危险因素。部分人群由于不良的饮食习惯，如摄入过多高热量、高脂肪、高蛋白质的食物等，高血压的患病率及平均血压水平会同时随年龄增长而增高。一般在 35 岁以后增长幅度较大，60 岁以前，一般男性患病率高于女性，但 60 岁以后则女性患病率高于男性。

3. 防治高血压的注意事项

（1）多进行户外运动。

（2）注重膳食营养。

（3）减少钠盐。

（4）减少膳食脂肪，补充适量优质蛋白质。

（5）注意补充钾和钙。

（6）多吃蔬菜和水果。

（7）限制饮酒。

总之，高血压并不是不能防治的，它与人们的生活方式相关，仅靠药物治疗很难控制，所以要采取科学的膳食营养搭配与正确的调养，高血压才能得到一定的控制。

（二）膳食营养与糖尿病

1. 糖尿病的定义

糖尿病是一组由胰岛素分泌和作用缺陷所导致的代谢性疾病，以长期高血糖为主要标志。

2. 糖尿病的特点

胰岛素不足，使能量不能有效地被利用，体内细胞处于饥饿状态而致多食。患者饥饿难忍，若进食主粮及菜肴量增多，又会加重高血糖，加剧多尿、多饮，使体重下降，精神不振，劳动能力降低。特别是Ⅰ型糖尿病患者常有此类典型症状。

3. 膳食营养防治糖尿病

糖尿病患者无论病情轻重，是否注射胰岛素，都必须合理地控制饮食。人体需要每天从食物中摄取七大营养素：蛋白质、脂肪、糖类、水、无机盐、维生素、膳食纤维。这些营养素包含在四类食品中：谷薯类；大豆类和肉、禽、鱼、乳、蛋类；蔬果类；油脂类。

（1）糖类是中国人的主食，葡萄糖、蔗糖等吸收快，糖尿病患者应尽量少吃。谷薯类等多糖类食物吸收较慢，尤其是杂粮，可适当多食用。各种糖制甜食不要食用。无糖食品是指不加蔗糖的食品，应计算其谷物含量，也不宜多食。

（2）蛋白质是机体的重要物质基础，每天必须食用足量的富含蛋白质的食物，一般需食用 100 ~ 150g 肉、蛋等。

（3）脂肪主要来源于食用油、动物油、动物肝脏和坚果类食物。患者一般比较注意动物脂肪，但植物油则易被忽视。肥胖者食油量应限制在每天 10 ~ 15g，应少吃油炸食物。

（4）膳食纤维是不被吸收的多糖，能起到通便和延缓血糖吸收的作用，主要来源于蔬菜、粗粮，如荞麦、燕麦片、玉米、魔芋、木耳等食物，糖尿病患者可适当添加。一些保健食品就是以纤维素食物为主的，但需要注意的是，这类保健食品也许有助于控制饮食，但绝不能代替饮食，更不能代替药物治疗。

（5）水果是糖尿病患者关注的食物。血糖尚未控制好的患者不宜吃水果，血糖控制较平稳的患者可在两餐间或晚上睡前食用适量的水果。

（三）膳食营养与冠心病

1. 冠心病的定义

冠心病全称为冠状动脉粥样硬化性心脏病，又称冠状动脉病，是由于冠状动脉硬化使管腔狭窄或阻塞导致心肌缺血、缺氧而引起的心脏病。

2. 冠心病的危害因素

高血压、血脂水平较高，吸烟、人群中超重和肥胖比例增加、精神压力大等，是导致我国冠心病发病增加的基本因素。

3. 预防冠心病的膳食营养

（1）控制总脂肪和总能量的摄入。

（2）进食适量的糖类，特别是双糖或单糖类。

（3）增加维生素 E 的摄入量。

（4）增加硒的摄入量。

（5）增加蔬菜、水果的摄入量。分析不同种类蔬菜、水果的消费量后发现，十字花科的蔬菜、绿叶蔬菜、柠檬类水果，以及维生素 C 丰富的水果、蔬菜，对降低心脑血管疾病危险性的作用最明显。

（6）增加坚果类食物的食用频率。食用坚果 5 次／周以上的人群与从不食用坚果的人群比较，前者冠心病的相对危险度在 0.43 ～ 0.82。

（7）适量喝茶和咖啡。调查表明，饮茶或咖啡有降低胆固醇在动脉壁沉积，抑制血小板凝集，促进纤溶，清除自由基等作用。

（四）膳食营养与高脂血症

1. 高脂血症的定义

高脂血症就是指血浆中某一类或某几类脂蛋白水平升高的表现，其实应称为高脂蛋白血症。

2. 各类营养素对血脂代谢的影响

（1）镁对心脑血管系统有保护作用，具有降低胆固醇、降低冠状动脉张力、增加冠状动脉血流量等作用。

（2）补钙可使血脂恢复正常。

（3）铬是葡萄糖耐量因子的组成成分，是葡萄糖和脂质代谢的必需微量元素。

（4）缺锌可引起血脂代谢异常。

（5）摄入充足的叶酸对心脑血管疾病的发生有一定的预防作用。

（6）维生素 C 促进胆固醇降解；增加脂蛋白脂酶，可降低血脂；参与胶原合成，使血管韧性增加，防止血管出血；具有抗氧化作用，可防止脂质的过氧化反应。

3. 防治高脂血症的膳食营养

（1）烹饪时多选择植物油。

（2）多食用富含优质蛋白质的食物。

（3）多食用新鲜的蔬菜、水果、富含纤维素的粗粮等食物。

（4）多食用辅助降脂的食物，如食用菌、玉米、韭菜等。

（五）膳食营养与肥胖

1. 肥胖的定义

肥胖是指因机体内脂肪的储存量过多，全身脂肪组织异常增多，而使身体其他组织失去平衡，也称肥胖症。

2. 肥胖的危害

研究表明，肥胖与饮食不合理、运动量少、遗传因素、内分泌失调等因素有关，肥胖不仅使人们的活动不便，而且会引起动脉粥样硬化、高血压、糖尿病等一系列疾病。因此，减肥成为当今较热门的话题。减肥最常用的科学方法是饮食调理和合理运动。当然，只有通过一个长时间坚持的过程，才能有效地改善肥胖。

3. 防治肥胖的膳食营养

（1）控制总热能的摄入。

（2）控制糖类的供给量。

（3）限制脂肪的摄入。

（4）增加蛋白质的摄入。

（5）多吃新鲜的蔬菜、水果。

三、开展各种行动，提高人群营养健康水平

（1）生命早期1000天营养健康行动：以此提高孕产妇、婴幼儿的营养健康水平。

（2）学生营养改善行动：指导学生营养就餐；增强学生的体育锻炼；加强对学生超重、肥胖的检测与评价；提出有针对性的综合干预措施。

（3）老年人营养改善行动：采取多种措施满足老年人营养改善需求，促进"健康老龄化"。

（4）临床营养行动：加强患者营养诊断和治疗，提高患者营养状况。

（5）贫困地区营养干预行动：采取干预、防控、指导等措施，切实改善贫困地区人群营养现状。

（6）吃动平衡行动：推广健康生活方式，提高运动人群营养支持能力和效果。一是积极推进全民健康生活方式行动，广泛开展以"三减三健"（减盐、减油、减糖；健康口腔、健康体重、健康骨骼）为重点的专项行动；二是倡导平衡膳食的基本原则，坚持食物多样、谷薯类为主的膳食模式，推动国民健康饮食习惯的形成和巩固；三是宣传科学运动理念，培养运动健身习惯，加强个人体重管理，对成年人中超重、肥胖者进行饮食和运动干预；四是

定期修订和发布居民膳食指南、成年人身体活动指南等。

? **想一想**

1．膳食营养和慢性疾病的关系是什么？如何预防慢性病？

2．简述高血压的特点。在日常生活中利用膳食预防高血压的原则是什么？

? **做一做**

询问几个关系比较好的朋友或同学，问一问他们是如何变胖的，且在采取什么措施减肥。

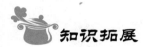 **知识拓展**

食疗防治高血压

首先，要控制热能，限制食用油脂类食物，适量补充蛋白质。控制热能摄入，保持理想体重是防治高血压的重要措施之一。尤其是肥胖症患者或有肥胖倾向的高血压患者，要少食用甜食、糖果、甜饮料、油炸食品等高热能食物。

其次，要少吃盐，多吃菜。凡患有轻度高血压或有高血压病家族史的人，应减少烹饪时的用盐量，最好控制在每日5g以下。尽量少吃咸鱼、咸蟹、酱菜等盐腌食物。

再次，增加新鲜蔬菜的摄入量，多吃富含维生素C的食物，尤其是深色蔬菜。例如，芹菜、黄瓜、豆角、西红柿等，富含抗氧化维生素和食物纤维，对血压或心脑血管疾病有预防作用。其他水溶性维生素，如维生素B_1、维生素B_2和维生素B_{12}均应及时补充，以防止缺乏。

同时，保证膳食中钙的充足摄入。另外，虽然蛋白质有助于机体对钙的吸收，但高蛋白饮食容易造成尿钙排出的增加，所以需要及时补充钙。含钙丰富的食物有脱脂奶、豆制品等。

最后，要戒烟限酒。吸烟是心脑血管疾病的独立危险因素。过量饮酒也是高血压的另一致病因素。如果已经患有高血压，则最好不要饮酒，少量饮用红葡萄酒对心脑血管疾病有一定的辅助治疗功效。

知识检测

一、选择题

1．对婴儿来说（　　　）是必需的，因此婴儿的必需氨基酸有九种。

　　A．亮氨酸　　　　B．异亮氨酸　　　C．蛋氨酸　　　　D．组氨酸

2．体质指数（BMI）26者为（　　　）。

　　A．体重过低　　　B．正常　　　　　C．超重　　　　　D．中度肥胖

3．蔗糖摄入量过多易导致（　　　）。

　　A．冠心病　　　　B．糖尿病　　　　C．高血压　　　　D．高血脂

4. 一般哺乳期妇女的每日乳汁平均分泌量约为（　　　）。

    A. 500mL   B. 800mL   C. 1000mL   D. 1500mL

5. 对治疗高血压有利的矿物质是（　　　）。

    A. 钾   B. 钠   C. 氯   D. 碘

6. 致癌的饮食习惯是（　　　）。

    A. 不吃早餐   B. 常吃烟熏食品   C. 平衡膳食   D. 吃蔬菜、水果

7. 青少年补充水分时，应选择（　　　）。

    A. 可乐   B. 各种茶   C. 苏打汽水   D. 白开水

8. 合理的膳食原则是（　　　）。

    A. 晚餐丰富   B. 按兴趣选择食品

    C. 午餐丰富   D. 粗细搭配、科学烹调

9. 平衡膳食应包括（　　　）、动物类、大豆类、蔬果类和油脂类等食物。

    A. 植物类   B. 瓜果类   C. 粮食类   D. 其他类

10. 每人每天烹饪用油量最好控制在（　　　）以下。

    A. 10g   B. 20g   C. 25g   D. 30g

11. 最新版本的《中国居民膳食指南》是（　　　）年发布的。

    A. 1996   B. 1999   C. 2007   D. 2018

12. "中国居民平衡膳食宝塔"第四层包括（　　　）。

    A. 蔬菜类、水果类   B. 谷薯类和杂豆类

    C. 乳类、大豆类   D. 鱼类、禽类、肉类、蛋类

13. 学龄前儿童、青少年的膳食中糖类推荐摄入量占总摄入能量的（　　　）。

    A. 50%～55%   B. 55%～65%   C. 50%～65%   D. 50%~70%

14. 有关膳食营养预防冠心病的描述中错误的是（　　　）。

    A. 增加蔬菜、水果的摄入量   B. 增加脂肪的摄入量

    C. 增加硒的摄入量   D. 增加维生素 E 的摄入量

15. 可保持骨骼、牙齿健康的是（　　　）。

    A. 牛乳   B. 蔬菜   C. 水果   D. 油脂

16. 糖尿病出现的"三多一少"是指多食、多饮、多尿和（　　　）。

    A. 食欲降低   B. 体重减轻   C. 味觉下降   D. 运动减少

17. 《中国居民膳食指南（2018）》提出了（　　　）核心推荐。

    A. 10 条   B. 8 条   C. 6 条   D. 12 条

18. BMI 计算公式是（　　　）。

    A. 体重（千克）÷ 身高（米）的平方

    B. 体重（千克）÷ 身高（米）

    C. 体重（千克）÷ 身高（米）的立方

D. 身高（米）÷ 体重（千克）的平方

19. 我国居民食物中钙的主要来源是（   ）。

    A. 蔬菜   B. 薯类   C. 牛乳   D. 芝麻酱

20. 关于《中国居民膳食指南（2018）》的表述中错误的是（   ）。

    A. 杜绝浪费、兴新食尚   B. 少盐少油、限糖禁酒

    C. 吃动平衡、健康体重   D. 食物多样、谷类为主

21. 糖尿病的高发群体是（   ）。

    A. 60 岁以上人群   B. 儿童

    C. 40 岁以上人群   D. 女性

22. 高血压的诊断标准是（   ）。

    A. 收缩压 ≤ 140mmHg 和（或）舒张压 ≤ 90 mmHg

    B. 收缩压 ≥ 140mmHg 和（或）舒张压 ≥ 90 mmHg

    C. 收缩压 ≤ 140mmHg 和（或）舒张压 ≥ 90 mmHg

    D. 收缩压 ≥ 140mmHg 和（或）舒张压 ≤ 90 mmHg

23. 高血压的流行病学的特征是（   ）。

    A. 农村人群患病率显著高于城市人群患病率

    B. 脑力工作者患病率低于体力工作者患病率

    C. 北方患病率高于南方患病率

    D. 40 岁以下高血压患病率一般男性低于女性

24. 对糖尿病患者而言，（   ）原则是正确的。

    A. 糖尿病一定会遗传   B. 粗粮可多吃，不用控制总能量

    C. 餐次依据患者的生活习惯而定   D. 按理想体重计算总热量

25. 一日三餐的分配比例合理的是（   ）。

    A. 早餐 25% ~ 30%，午餐 30% ~ 40%，晚餐 10% ~ 20%

    B. 早餐 55% ~ 40%，午餐 30% ~ 40%，晚餐 30% ~ 40%

    C. 早餐 25% ~ 30%，午餐 30% ~ 40%，晚餐 30% ~ 40%

    D. 早餐 25% ~ 30%，午餐 30% ~ 60%，晚餐 30% ~ 40%

二、判断题

（   ）1. 健康仅是指身体没有疾病。

（   ）2. 膳食应合理加工，保证无毒、无害，易于热量的吸收。

（   ）3. 母乳喂养、及时添加辅食、多晒太阳可预防小儿佝偻病。

（   ）4. 少吃高盐食物是预防高血压的一种有效方法。

（   ）5. 牛乳比母乳更易于婴儿吸收。

（   ）6. 肥胖的人不容易患糖尿病。

（   ）7. 孕妇吸烟不会影响胎儿的发育。

（　　）8.　不运动，常吃高脂食物不会导致高血压、冠心病。

（　　）9.　婴儿常见的三种喂养方式是人工喂养、母乳喂养和辅食喂养。

（　　）10.　高温油反复使用会产生致癌物质。

（　　）11.　生活作息正常，早睡早起多运动，多喝白开水，多吃蔬菜、水果，可提高身体的抵抗力。

（　　）12.　三餐的供热比例为早餐30%、中餐40%、晚餐30%。

（　　）13.　老年人消化吸收率高，不会出现代谢类疾病。

（　　）14.　不同劳动强度所需的能量相同。

（　　）15.　膳食中所有的脂肪摄入量都与动脉粥样硬化的发病率有关系。

（　　）16.　阳光中的紫外线能促进人体对钙的吸收，预防软骨病。

（　　）17.　对于成年人来说，糖类、蛋白质、脂肪分别占总摄入热能的10%～15%、20%～25%、60%～65%。

（　　）18.　维生素B族具有降低胆固醇水平的作用。

（　　）19.　人体内的胆固醇有外源性和内源性两种。

三、简答题

世界上的四种膳食模式分别是哪些？其特点是什么？

项目四　食品卫生与安全

任务一　食品污染

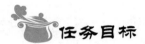**任务目标**

> **能力目标**
>
> ● 能够认识微生物对食品安全的影响
> ● 掌握加工烹调过程中预防食品污染的具体措施和方法
> ● 能够在食品生产加工的各个环节中预防食品污染和食品变质
>
> **知识目标**
>
> ● 了解：食品安全的基本要求，以及食品污染对人体健康的影响
> ● 熟悉：食品污染变质的因素和条件
> ● 掌握：生物性污染、化学性污染及食品添加剂等危害的预防措施
> ● 了解：食品腐败变质及预防措施

任务学习

国以民为本，民以食为天，食以安为先。"安"即安全，食品安全的重要性是不言而喻的。

食品安全是指食品无毒、无害，符合应有的营养要求，对人体健康不造成任何急性、亚急性或慢性危害。

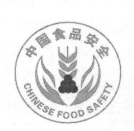

"食品安全"一词是1974年由联合国粮农组织提出的，其主要包括以下三方面内容：①从食品安全性角度看，要求食品应当无毒、无害。"无毒、无害"是指正常人在正常食用情况下食用可食用状态的食品，不会对人体造成危害。但绝对的无毒、无害是不存在的，允许少量含有，但不能超过国家规定的限量标准。②符合应有的营养需求。营养需求不仅应包含人体代谢所需要的蛋白质、脂肪、糖类、维生素、矿物质等营养素，还应包括食品的消化吸收率，以及对人体维持正常的生理功能应发挥的作用。③对人体健康不造成任何危害。这里的危害包括急性、亚急性或慢性危害。

食品污染是影响食品安全的最主要原因。随着工业化的不断发展，食品污染问题日益严

重，越来越多的有毒物质进入食品，造成食品的营养价值和质量降低，并对人体产生了不同程度的危害。环境中能够对食品安全造成污染的污染源是多种多样的，按其性质可分为生物性污染、化学性污染、放射性污染和物理性危害，以及滥用食品添加剂四大类。

一、生物性污染及预防

（一）微生物学基础知识

微生物是结构简单，形体微小，肉眼看不到，必须借助光学显微镜或电子显微镜放大几十倍、几百倍甚至几千倍后才能观察到的微小生物的总称。

1. 微生物的分类

微生物的种类很多，至少在 10 万种以上。依据其结构和化学组成不同，一般可分为以下三大类。

（1）非细胞型微生物。这类微生物无典型的细胞结构，能够通过细菌滤器，缺乏产生能量的酶系统，必须在活细胞内才能增殖，如病毒、类病毒、朊粒等。

（2）原核细胞型微生物。这类微生物仅有核质，无核仁和核膜，缺乏细胞器，具有胞浆膜。该类微生物众多，如细菌、衣原体、支原体、立克次体、放线菌、螺旋体等。

（3）真核细胞型微生物。这类微生物的细胞核分化程度较高，具有核仁和核膜，胞浆中有完整的细胞器，如真菌。

值得一提的是，在自然界中，大部分微生物是不致病的，甚至是对人类有益的，但有一小部分微生物会使人和动植物发生疾病，我们将能够引起人和动植物发生疾病的微生物称为病原微生物。

2. 微生物的基本特点

与其他生物相比，微生物具有以下几个基本特点。

（1）个体微小。微生物个体微小，肉眼看不到，必须借助光学显微镜甚至电子显微镜才能够观察到。

（2）形态各异。不同种类及同一种类不同种群的微生物形态差异很大，有球形、杆形和螺旋形等。

（3）结构简单。微生物的结构都比较简单，有的如真菌，是具有完整细胞结构的单细胞和多细胞微生物；有的如细菌，则属于原核细胞型微生物（单细胞），有细胞膜、细胞质、核质、核蛋白体等基本结构，但无核仁和核膜，所以细菌是原核单细胞生物；而朊粒只是一个蛋白质分子，没有核酸。

（4）繁殖迅速。微生物的繁殖速度虽有差异，但总体上是很快的。尤其是细菌的繁殖速度极快，一般繁殖一代只需 20 ~ 30 分钟。

（5）繁殖方式不同。不同种类的微生物繁殖方式不同。例如，细菌是原核单细胞生物，具有独立完成生命活动的能力；病毒因不具备细胞形态的颗粒，没有代谢系统，所以不能独立完成生命活动，必须在易感活细胞内寄生，病毒是以核酸复制方式繁殖的。

（6）分布广泛。微生物在自然界中的分布几乎是无处不在。土壤、水、空气、各种物体的表面、动植物体，甚至人的体表及人体与外界相通的腔道中，都存在许多种类不同的微生物。

（7）生命活动受多种因素影响。微生物的生命活动受多种因素影响。例如，细菌的生长繁殖除需要充足的营养物质外，还受温度、湿度、酸碱度、渗透压、气体环境等多种因素影响。多数致病细菌生长繁殖的最适温度为37℃，最适pH值为7.2～7.6，有无氧气均可生长。

3. 微生物生长的控制

微生物与其他生物一样，有其特定的生命规律和适宜生长繁殖的环境。了解这些特点并采取有效的预防和控制措施，对于预防其污染食品、危害人体健康是极其重要的。

（1）细菌生长的基本条件。细菌的生长往往与营养（主要是水、碳源、氮源、无机盐、维生素、核酸等）、气体（主要是氧气和二氧化碳）、温度（细菌一般耐冷不耐热）、渗透压（高渗透压或低渗透压都能抑制或使细菌死亡）、酸碱度等有关。

（2）细菌生长的控制方法。可以采取以下方法控制细菌生长：灭菌（使物体内外一切微生物永远丧失生长能力的方法）、消毒（消除或杀灭外环境中的病原微生物的方法）、防腐（防止微生物生长的方法）、抑菌（使细菌生长繁殖的速度减慢的方法）。

在食品加工过程中，可以采用物理、化学、生物等多种方法达到控制微生物生长的目的，如高温、低温、冷冻、紫外线、盐渍、糖渍、酸渍、真空、气调、防腐剂、消毒剂，甚至是细菌滤器等。

（3）影响真菌生长的因素。湿度（真菌仅限于在潮湿的环境中生长，相对湿度过低时真菌生长速度缓慢，甚至停止）、温度（真菌的最适生长温度为20～28℃，小于10℃或大于30℃时其生长速度显著减慢，在0℃时几乎停止生长）、空气（大多数真菌是严格的需氧菌，必须在有氧条件下才能生长）、营养素（真菌的营养需求主要是糖类和少量的氮、无机盐，因此真菌极易在含糖的饼干、面包、糕点、谷薯类及其制品中生长）是影响真菌生长的主要因素。

（4）真菌生长的控制方法。真菌生长的控制方法主要有干燥（利用干燥脱水的方法对食物进行干燥脱水储藏是最常见的防止霉腐的方法）、低温（由于病原菌和腐败菌大多为中温菌，在4℃以下绝大多数微生物难以生长繁殖，仅有少数嗜冷性微生物还能活动；而在−18℃以下，几乎所有微生物都停止生长，所以冷藏食物的温度调至−18℃以下时防腐效果较佳）、高渗透压（利用盐渍、糖渍等方法提高渗透压，造成真菌生理干燥状态，可有效地保存某些食物）、无氧环境（利用真空包装或气调包装造成缺氧，可有效阻止需氧性霉菌的生长）、防腐剂（在有些食物、调味品、饮料中可以加入适量的防腐剂以达到防霉腐的目的）。

（二）微生物污染及预防

1. 细菌及细菌毒素的污染及预防

动物类食物的致病细菌主要来自病畜、病禽、患者和健康带菌者。食用动物类食物会使人感染一些人畜共患的传染病，如牛的炭疽病和结核病，鸭蛋的沙门氏杆菌。如果乳牛患结核病，且牛乳消毒不严格，则会使抵抗力差的人和婴儿感染结核病。在北方及西藏牧区，牛羊发病率高，牛羊的布氏杆菌病（波状热）导致人的布氏杆菌病发病率也很高，甚至造成孕妇流产或胎儿死产。在炭疽病流行地区，由于食用了病畜肉而传染得病，甚至发生死亡的现象时有发生。

另外，由于食物本身腐败变质，或者在食品加工及保存过程中受到病原性细菌的污染且细菌大量繁殖，易造成食物中毒或因食物被污染引起传染病。

2. 霉菌及霉菌毒素的污染及预防

霉菌是具有一定特征的一部分真菌的俗称。霉菌毒素是指霉菌在其所污染食物中产生的有毒代谢产物，其存在与环境因素有关，如温度、湿度、空气流通等情况的影响，同时也与食物的种类、营养成分、生产条件及储存方法有直接关系。

霉菌污染食物可以使食物内营养素的性质发生变化，产生霉味、霉斑，降低食用价值，并且造成严重的经济损失。例如，每年世界粮食产量的 2% 会因霉变而遭受损失。

霉菌毒素中毒是指霉菌毒素引起的对人体健康的各种损害。这些损害大多数是通过食用被霉菌污染的食物所引起的，特别是粮食、油料种子及发酵的食物。被污染的食物一般经再次加热处理都无法将毒素去除，因此对人体危害很大，千万不能食用。霉菌毒素中毒有急性中毒，也有因长期少量食入含有霉菌毒素的食品引起的慢性中毒。例如，霉菌毒素中毒会诱发癌肿（致癌作用）、造成胚胎畸形（致畸作用）和引起体内遗传物质的突变（致突变作用）等。

目前的研究表明，与人类健康关系较密切的霉菌毒素有黄曲霉毒素、黄变米毒素、镰刀菌毒素，以及杂色曲霉毒素、赭曲霉毒素等，本书主要介绍前三种。

（1）黄曲霉毒素。黄曲霉毒素是黄曲霉和寄生曲霉的代谢产物，也是目前毒性最强、危害最大的一种霉菌毒素。黄曲霉毒素在人体内积聚，会损害肝脏，诱发肝癌。1974 年在印度西北部的 200 个村庄中，曾暴发急性中毒性肝炎，致使 397 人发病、106 人死亡。经调查，证实该事件与吃了严重污染的霉变玉米有关，这些霉变的玉米中黄曲霉毒素含量高达 15mg/kg。肯尼亚低地的居住者摄入黄曲霉毒素比高地的居住者多 3 倍，其肝癌发病率亦高出 3 ~ 4 倍。

黄曲霉毒素是一类结构相似的化合物，其中具有致癌作用的主要是黄曲霉毒素 B_1、黄曲霉毒素 B_2、黄曲霉毒素 G_1、黄曲霉毒素 G_2。黄曲霉毒素耐热性很强，在一般烹饪温度下不会被破坏，在 280℃高温下才会发生裂解。黄曲霉毒素在水中溶解度低，易溶于油和一些有机溶剂中。

黄曲霉毒素主要污染粮食及油料作物，如花生、玉米、大米和棉籽及其油类制品等。此外，黄曲霉毒素还会使核桃、杏仁、牛乳及其制品、动物肝脏、干鱼和咸鱼、干辣椒等发生霉变。

1970 年世界卫生组织规定，食品中黄曲霉毒素的限量为 15 ~ 20μg/kg。我国主要食品中黄曲霉毒素 B_1 的限量标准如表 4-1 所示。

表 4-1　我国主要食品中黄曲霉毒素 B_1 的限量标准

主要食品	黄曲霉毒素 B_1 的限量标准
玉米、花生油、花生及其制品	$\leqslant 20\mu g/kg$
大米、其他食用油	$\leqslant 10\mu g/kg$
其他粮食、豆类、发酵食物	$\leqslant 5\mu g/kg$
婴儿代乳食品	不得检出

防止食物受黄曲霉及其毒素的污染，是预防黄曲霉毒素中毒的主要措施。因此，要加强对食品的防霉去毒工作。

① 防止食物霉变。主要措施是控制温度和湿度，即控制粮食、油料和其他食物中的水分，控制食物储存库的湿度和温度。霉菌一般在粮食含水量 12% 以下、玉米含水量 12.5% 以下、花生含水量 8% 以下时不易繁殖，因此这些含水量称为安全水分。

大米、面粉、花生、豆类、干菜等要专库存放，库内应保持干燥、清洁，库内相对湿度应在 70% 以下，潮湿天气时要采取密封方式，使外界温度和湿度不致影响库内的温度和湿度。

根据营业计划做到合理采购和合理存放，减少粮食在库内的积压。对于存放的花生、核桃、榛子等食物原料，要尽量保持其外壳完整，以防黄曲霉的侵染。此外，库内可适当使用一些熏蒸剂，如溴甲苯、二氯乙烷等杀虫剂，以杀灭昆虫、老鼠等，从而防止虫体表面沾染霉菌菌丝和孢子，切断黄曲霉散播的一切途径。

② 去除毒素。粮食被黄曲霉污染并产生毒素后，应设法将毒素清除或破坏。目前研究结果显示，可用物理、化学或生物学的方法去除毒素。

● 挑选霉粒法。

因黄曲霉毒素在食物中分布很不均匀，常集中在破损、皱皮、变色和虫蛀的颗粒中，如将这些颗粒拣出，则可使食物中含毒量大为降低。国内曾在花生仁及玉米粒中试用该方法，去毒效果良好。

● 碾轧加工法。

碾轧加工法一般适用于受污染的大米和玉米，因为毒素在米糠中含量最高，所以碾轧去糠是减少大米和玉米中毒素的有效方法。例如，玉米中有 54% ~ 72% 的毒素集中在谷皮及胚芽中，如碾去谷皮和取出胚芽，则可去除大部分毒素；将玉米先经水浸泡，再碾轧则去毒效果更好。

● 加碱去毒法。

黄曲霉毒素污染了油料种子后，榨出的油脂中也会含有一定量的毒素，一般可用加碱去毒法去毒。因碱性条件可使黄曲霉毒素结构中的内酯环形成豆香素钠盐，此物溶于水，故加碱后再用水洗即可将毒素去除。加碱去毒法可使油脂中的黄曲霉毒素降至标准含量以下，但对水洗液和沉淀下来的油泥中含有的大量毒素必须妥善处理。

● 物理吸附法。

在含有毒素的植物油脂中加入活性白陶土或活性炭吸附剂，随后搅拌、静置，毒素可被吸附从而被除去。例如，加入 1.5% 的白陶土后可使植物油脂中的黄曲霉毒素的含量由原来的 100μg/kg 降至 10μg/kg。

● 搓洗加热法。

在淘洗大米时用手搓洗，随水倒去悬浮物，如此反复五六次，直至水洗液澄清为止，蒸煮熟后可去除大部分毒素。

（2）黄变米毒素。大米在储存过程中由于自身水分含量高，在酶的作用下产生热量，致使霉菌繁殖，引起大米发生霉变、呈现出黄色，称为黄变米。黄变米毒素是由青霉属真菌产生的，包括岛青霉、橘青霉、黄绿青霉的有毒代谢物。这些毒素均对肝脏有毒害作用，易导致肝脏损害、肝硬化，诱发肝癌，也会损害肾脏和中枢神经。

预防黄变米毒素的措施是控制大米的水分在 12% 以下，以防止其霉变；饮食业不要以黄变米为原料。对于黄变米的处理方法是，由于霉菌及毒素主要污染大米糊粉层，故采用将大米去掉 10% 以上的糠皮，提高大米精白度的方法，即可使霉菌检出率显著降低。

（3）镰刀菌毒素。粮食作物的赤霉病是一种重要病害，除造成粮食大量减产外，也会因人类、牲畜误食而造成中毒。赤霉病是由镰刀菌所致，主要发生在小麦、大麦、玉米、稻米、甘薯和蚕豆等农作物中，其繁殖的适宜温度为 16 ~ 24℃，相对湿度为 85%。赤霉麦呈灰红色、谷皮皱缩，并有胚芽发红等特征。镰刀菌毒素种类很多，大致分为单端孢霉素、玉米赤霉烯酮、丁烯酸内酯等几类毒素。人误食后的急性中毒症状主要是由于毒素侵害中枢神经系统所表现出来的症状，如头晕、恶心、呕吐、乏力及腹泻等。

预防镰刀菌毒素的措施包括，除切实做好粮食储藏期的防霉工作外，还可采用 1∶18 的盐水分离法，使病麦粒上浮后除去，或者可用清水浸出毒素以去毒。

（三）寄生虫及虫卵污染和预防

食源性寄生虫病是由于食用或饮用了含寄生虫的食物或饮用水引起的疾病，一般可分为肉食源性、植物食源性、淡水动物食源性及其他食源性寄生虫病。

（1）肉食源性寄生虫病主要包括绦虫病、囊尾蚴病、旋毛虫病、弓形虫病。其中，旋毛虫病是一种动物源性疾病，已知猪、狗、羊、牛、鼠等 120 多种哺乳动物自然感染，动物之间由于相互蚕食使得旋毛虫病得以广泛传播。人类感染旋毛虫病主要通过生食或食用半生含旋毛虫囊包幼虫的哺乳动物肉类（尤其是猪肉及其制品）而引起。肉食源性寄生虫病主要会引起肌肉病变，临床表现为不规则发热、肌肉疼痛、咀嚼吞咽困难、浮肿等症状，重症患者可出现恶病质，并发心肌炎、肺炎、脑炎，死亡率高。

（2）植物食源性寄生虫病主要有姜片吸虫病。姜片吸虫病的病原体是布氏姜片吸虫，简称姜片虫，人类主要通过食用被其囊蚴污染的植物而感染，全世界每年约有 1000 万人感染姜片吸虫病。多数姜片吸虫病流行区的居民有生食菱角、荸荠、茭白的习惯，而这些水生植物都可作为姜片吸虫的附着媒介。人体感染姜片吸虫病后会引起营养不良，白蛋白减少，感染严重的儿童可有智力减退、发育障碍等症状，反复感染者会因衰竭、虚脱而死亡。

（3）淡水动物食源性寄生虫病主要包括华支睾吸虫病、卫氏并殖吸虫病、斯氏狸殖吸虫病、棘颚口线虫病。其中，华支睾吸虫病即肝吸虫病，因其病原体华支睾吸虫（又称肝吸虫）主要寄生于肝胆管内而得名。人类由于生食含肝吸虫囊蚴的淡水鱼、虾而感染。随着人们生活水平的提高，感染率呈上升趋势。造成感染率上升的关键因素是当地居民有食用生的或未烧熟的鱼肉的习惯，成年人的感染方式以食"鱼生"或"鱼生粥"为主，儿童的感染方式则与他们在野外食用未烧熟的鱼虾有关。肝吸虫病患者急性期的表现为胆囊炎、胆管炎，慢性期会出现肝内多发性结石，重症患者可致肝硬化、腹水等，有些还会发展为胆管癌。

食源性寄生虫病是人畜共患的寄生虫病，即使局部地区人群的感染得到基本控制，只要自然疫源地存在，稍有不慎病情仍可能死灰复燃。因此，培养健康、卫生的饮食习惯，坚决防止"病从口入"是控制食源性寄生虫病的最有效措施。

首先，要加大宣传力度，开展健康教育活动，增强全民预防食源性寄生虫病的意识，提高自我保健能力。注意个人卫生、饮食卫生，改变不良饮食习惯，不吃生的或未熟的肉类及水生物，不食生菜，不饮生水，改进烹饪方法，注意生、熟食的厨具分开使用。

其次，加强对食源性寄生虫病的管理工作，完善主动监测机制。加强粪便管理并对其进行无害化处理，保护水源。严格执行肉类检疫制度。

目前，一些药物对食源性寄生虫病有明显疗效，已推广使用。例如，治疗绦虫病首选槟榔、南瓜子合剂；治疗旋毛虫病、管圆线虫病首选阿苯达唑（又称丙硫咪唑）；治疗华支睾吸虫病、卫氏并殖吸虫病、姜片吸虫病首选吡喹酮。但对弓形虫病等的治疗尚缺乏理想的药物，有待进一步开发研究。人们在尽享美味佳肴的同时，一定要严把"病从口入"关，坚决杜绝食源性寄生虫病的侵袭。

（四）昆虫污染及预防

昆虫污染食品是指通过昆虫及虫卵污染食品，在温度、湿度适宜时，各种害虫会迅速繁殖，如粮食中的甲虫类、蛾类、螨虫类；鱼、肉、酱、腌菜中的蝇蛆；腌鱼中的干酪蝇幼虫等。干果、枣、栗及含糖多的食物易受侵害。昆虫污染食物的特点是食物被大量破坏，感官性质恶化，营养质量降低，甚至完全失去食用价值。

昆虫污染的预防首先应从原料着手，食品原料要经过挑选和杀灭处理，蔬果类食品可采用盐水洗涤法，除去原料中的昆虫及杂质，在加工、运输过程中要注意避免被昆虫再次污染，在储存过程中要注意环境的温度和湿度。一些容易受污染的食品在加工时杀菌要彻底，以降低或减少昆虫污染的风险。

二、化学性污染及预防

化学性污染主要包括化学农药污染与残留、工业"三废"（废水、废气、废渣）的污染、金属毒物、食品包装材料的污染四个方面。

化学农药在防止农作物病虫害、去除杂草、提高农产品的产量和质量方面起着重要的作用。目前，全世界实际生产和使用的化学农药的品种有500多种，其中，大量使用的有100多种。这些化学农药按用途分类可分为杀虫剂、杀菌剂、除草剂、植物生长调节剂、粮仓用防虫剂和杀鼠药等；按化学成分分类可分为有机氯类、有机磷类、有机汞类、有机砷类、有机氮类等；按毒性分类可分为高毒、中等毒、低毒；按杀虫效率分类可分为高效、中效和低效；按农药在植物体内残留时间的长短分类可分为高残留、中残留和低残留。我国发展化学农药的方针是"高效、安全、经济"，即化学农药对防治病虫害的效果好，对人和畜的毒性低，使用后在粮、油、蔬菜、水果中残留量低，对环境污染轻。

化学农药污染食物的原因有以下几个方面。

（1）田地施用化学农药后，相当一部分化学农药进入农作物中，在农作物的可食用部位构成残留。例如，有机氯、有机汞的残留长期存在；通过污染土壤进入农作物；通过食物链，在禽、畜、水产动植物体内蓄积。

（2）不按国家相关规定用药。例如，用量太大，次数过多，距农作物收获期太近，都会造成农作物中化学农药残留量较高，即使较易降解的有机磷农药也会产生残留。

（3）粮仓内用化学农药（氯化苦）熏蒸，使粮食中残留化学农药。

（4）化学农药厂废水未经处理即随便排放，导致污染农作物和水产品（水生物对化学物质有很强的富集能力）。

（5）畜、禽产品中的化学农药来自饲料和畜、禽生长过程中使用的化学农药。例如，牛乳中化学农药来自乳牛的饲料。

（6）运输过程中盛装化学农药的罐、瓶、袋破漏、不够严密，污染交通运输工具，这些交通运输工具未彻底清洗又装运食物而造成污染。

（7）事故性污染。例如，把农药和粮食混放，错用农药等。

采取有效的食物烹饪加工方法可以减少农药残留，主要方法如下。

（1）洗涤。通过对原料的洗涤可除去部分水溶性化学农药的残留。热水比冷水效果好，用洗涤剂效果会更好。例如，通过洗涤可除去黄瓜上87%的代森锰锌、桃子上97%的百菌清、西红柿上88%的二嗪农。

（2）去皮（去壳）。新鲜水果去皮后可基本上除去化学农药残留。例如，谷物碾磨后制成的精白米、面，化学农药残留只有全粮的1/10 ~ 1/8。谷物磨得越精细则化学农药残留越少。

（3）烹饪加工。化学农药残留量与烹饪加工方法、时间、温度、失水量、开放或密闭等因素有关。例如，小麦制成面粉再做成面包后，化学农药残留可减少80% ~ 90%；大米煮成米饭后，马拉硫磷残留可减少92%；花茎甘蓝煮熟后，马拉硫磷残留可减少7% ~ 34%。

（一）有机氯化学农药的污染及预防

我国常用的有机氯化学农药有六氯环己烷（简称六六六）、二氯二苯三氯乙烷（简称滴滴涕、DDT）、氯丹等。有机氯化学农药的特点是在外界环境中非常稳定，残留性强（在土壤中的半衰期六六六为2年，DDT为3 ~ 10年，氯丹为2 ~ 4年），属于高残留化学农药。

同时，有机氯化学农药中的有机氯脂溶性强，主要蓄积于动植物脂肪组织和谷物外壳富含蜡质的部分中。长期食用被污染的肉、乳、粮、蔬菜等食物，会造成人体的慢性中毒。例如，六六六进入人体后，主要蓄积在人体脂肪组织中，特别是皮下、肠系统、肾周围脂肪内及肝脏内，在肾脏和神经系统中也有蓄积。DDT 比六六六更稳定，故更容易在食品内残留，它属于神经毒物和细胞毒物，能经胎盘传递给胎儿，透过胎儿血脑屏障到达大脑，长期摄入会引起肝脏损害、遗传突变、影响生殖能力。我国规定的六六六及 DDT 在食品中的残留量标准如表 4-2 所示。

表 4-2　我国规定的六六六及 DDT 在食品中的残留量标准

食品品种	残留量标准	
	六六六（mg/kg）	DDT（mg/kg）
粮食	≤ 0.3	≤ 0.2
蔬菜、水果	≤ 0.2	≤ 0.1
鱼	≤ 2.0	≤ 1.0
肉（脂肪含量在 10% 以下者以鲜肉计，脂肪含量在 10% 以上者以脂肪计）	≤ 4.0	≤ 2.0
蛋（去壳）	≤ 1.0	≤ 1.0
蛋制品	按蛋类折算	按蛋类折算
牛乳	≤ 1.0	≤ 1.0
乳制品	按牛乳折算	按牛乳折算
绿茶及红茶	≤ 0.4	≤ 0.2

由于有机氯化学农药对人类有严重危害，世界各国都把它当作"公害"来对待，中国、美国、日本等不少国家在农业上已禁止六六六、DDT 的使用。但由于有机氯化学农药为广谱杀虫剂，使用方便、急性毒性不高，而且成本低，目前尚无更好的化学农药代替它。因此，有些有机氯化学农药还允许在限制下使用，但同时制定了严格的控制措施。

（二）有机磷化学农药的污染及预防

有机磷化学农药在农业上的使用量仅次于有机氯化学农药，在稻米、高粱、蔬菜、水果、茶叶等作物的种植过程中占有重要地位。有机磷化学农药依据其品种的不同，毒性差异也很大，如高毒的对硫磷（1605）和低毒的马拉硫磷（4049）。近年来，人们研究出很多高效低毒和低残留的品种，除马拉硫磷外，还有乐果、敌百虫、敌敌畏（DDV）等。由于有机磷化学农药有很强的杀虫效果，且化学性质稳定，在自然界中分解快，在生物体内能迅速分解，在食物中残留时间短，慢性中毒的概率较小，使用方便安全，所以有机磷化学农药的应用非常广泛。

有机磷化学农药中的有机磷是神经毒物，主要抑制血液和组织中的胆碱酯酶，易引起神经生理功能紊乱，产生一系列症状。有机磷化学农药引起的急性中毒常由事故性污染食物引起，或者因稻谷、蔬果上残留量过高引起。在使用有机磷化学农药时，要严格按照合理的施药量和次数，遵守安全间隔期，运输或储存过程中要避免直接污染食物、器具。由于有机磷化学农药主要残留在蔬菜和水果的外表部分，若认真地洗涤和去皮则可以减少有机磷化学农药的残留。另外，有机磷化学农药中的有机磷遇高温也易分解，所以充分蒸煮也可以达到食用安全的目的。

（三）有机氮化学农药的污染及预防

有机氮化学农药包括氨基甲酸酯类（如西维因、速灭威）和其他含氮的有机化学农药（如杀虫脒、多菌灵、托布津等）。有机氮化学农药在食物上的残留情况，以及对人体的毒害与有机磷化学农药相近似，只是有机氮在人体内能较快地分解，所以比有机磷安全一些。国内外研究表明，杀虫脒是弱致癌源，应限制它在食物原料上的使用。

（四）熏蒸剂的污染及预防

为了防治粮食和部分干菜果类、干海味、腊味等食品在仓库储存过程中的虫害，人们普遍使用熏蒸剂，如磷化氢、溴甲烷、氯化苦等。熏蒸剂对人体的毒害比较大，但由于其易挥发，残留期短，一般不会造成过高的残留。世界卫生组织和粮农组织建议粮食中溴甲烷允许的残留量为 10mg/kg 以下。餐饮单位要注意保持食品仓库清洁、卫生，切断害虫滋生的一切途径，尽量不要使用熏蒸剂。

其他的化学农药如有机汞化学农药，我国已于 1972 年开始禁止在农业上使用，有机砷化学农药也已被重点控制使用。

（五）金属毒物的污染及预防

一般情况下，食品内都含有能维持人体正常生理功能所必需的金属元素，如钙、铁、钾、钠、镁、铜、锌、钴等。但对有些金属元素人体只能忍受极小的剂量，若剂量稍高则人体即呈现中毒现象，这些金属称为金属毒物或有毒金属，如汞、镉、铅等。

1. 汞

所有的动植物体内都含有一定量的汞，大多数植物自然含汞量在 1 ~ 100μg/kg。这是因为，汞在自然界中的循环使得空气、土壤、水域中均含有汞。

汞的人为污染源主要包括汞矿开采、冶炼和氯碱生产、造纸、塑料生产、电子器件生产等工业生产过程中产出的"三废"，还有使用含汞农药及制药等造成的污染。以上各方面的来源均可直接或间接地使动植物类食物受到污染。环境中的汞大部分会污染水体，而使水产品受到污染。

一般进入人体的汞的主要来源是食物。汞随食物进入人体后，排泄甚慢，并可随血液分布到各组织器官且逐渐蓄积（主要是脑、肝脏、肾脏），尤其烷基汞会对机体产生慢性的严重的中枢神经系统损害，引起"水俣病"；汞在鱼体内与蛋白质的巯基（-SH）结合，极难分解和破坏，即使经过加工烹饪也不易将食物中的汞除净。因此，摄入被汞污染的食物，易发生慢性蓄积中毒。

为了预防汞的人为污染，不得任意排放一切不符合排放标准的厂矿"三废"，农业单位不得用超过农田灌溉用水水质标准的污水灌溉农作物。一定要加强食品安全检测工作，严格控制食品中汞的允许量。我国规定食品中汞的允许量标准如表 4-3 所示。

表 4-3　我国规定食品中汞的允许量标准

食品品种	允许量标准（mg/kg）	食品品种	允许量标准（mg/kg）
粮食（成品）	≤ 0.02	肉、蛋（去壳）、油	≤ 0.05
薯类、蔬果类	≤ 0.01	蛋制品	按蛋类折算
牛乳	≤ 0.01	鱼类和其他水产品	≤ 0.3
乳制品	按牛乳折算		

2. 镉

环境中的镉主要来自化工、电镀、过磷酸钙肥料与镉农药、含镉涂料等工业的排放。镉经过水体和土壤污染动植物食物。水体一般含镉 1μg/kg，生物能从水中浓缩镉。例如，日本非污染水体中贝类含镉不超过 0.05mg/kg，而在镉污染水域，贝类含镉却高达 420mg/kg。我国某镀镉厂将废水排入其附近河水中，河水中镉的含量为 45mg/kg，用污染的河水灌溉的蔬菜中含镉量达 0.08 ~ 0.40mg/kg。

镉不是人体的必需元素，人在出生时体内不含镉，人体内的镉均为成长过程中通过食物摄入逐渐蓄积的。人在 50 岁前后体内含镉量最高，为 20 ~ 30mg，其中约有 1/3 蓄积在肾脏，1/6 蓄积在肝脏。

镉的蓄积作用很强，镉在体内的生物半衰期可长达 10 ~ 30 年。人们长期食用含镉食物会发生慢性镉中毒，如日本的富士山事件（世界八大公害之一），就是由于当地居民长期食用受镉污染的稻米、蔬菜、鱼、虾而致"骨痛病"。该病的特征是出现肾小管性蛋白尿、骨质疏松症和多发性假性骨折。近年来有报道指出，镉可导致高血压、心脏病、前列腺癌等疾病。我国规定食品中镉的允许量标准如表 4-4 所示。

表 4-4　我国规定食品中镉的允许量标准

食品品种	允许量标准（mg/kg）	食品品种	允许量标准（mg/kg）
大米	≤ 0.2	肉、鱼	≤ 0.1
面粉、薯类	≤ 0.1	蛋	≤ 0.05
杂粮（玉米、高粱、小米）	≤ 0.05	水果	≤ 0.03
蔬菜	≤ 0.05		

3. 铅

铅污染主要是人为造成的，常见的铅污染主要来自接触食物的用具、容器（如锡酒壶、茶壶、劣质陶瓷、搪瓷等），以及与食品接触的机具、管道、涂料容器等。在使用用具存放酸性食品时，也会因溶出用具中的铅而污染食品。容器或导管中的镀锡或焊锡不纯，其中的含铅量过高，在接触食品时也会有大量的铅溶于食品中。例如，某些工业企业，如冶炼、蓄电池、印刷、含铅涂料等部门，使用含铅的杀虫剂（如砷酸铅），交通频繁的路边尘土中含有来自汽车使用汽油中的四乙基铅，此外有些食品添加剂（如色素）有时也含有铅，以上这些都会造成铅污染。

来自上述各方面的铅，通过各种渠道使动物类和植物类食物受到污染。"三废"污染大气，其中含铅的悬浮尘埃降落在植物的茎叶、果实上也会造成污染。例如，国内某冶炼厂烟囱排放的含铅的气体污染了附近的农田和种植的蔬菜，距离该厂烟囱50m、100m、200m、500m、1000m的蔬菜中含铅量依次为29.1mg/kg、14.3mg/kg、6.32mg/kg、1.72mg/kg、0.93mg/kg，距离工厂越近污染就越严重。距离烟囱50m的农作物含铅量竟超过一般食物允许含量的30倍左右。

在交通频繁的公路或街道边的尘土中含铅量可高达1000mg/kg，同时也发现附近的土壤、植物及动物体中的含铅量明显增加。公路边的植物、土壤含铅量如表4-5所示。

表4-5　公路边的植物、土壤含铅量

距公路一侧距离（m）	植物含铅量（mg/kg）	土壤含铅量（mg/kg）
0	279.7	809.6
100	34.2	32.5
200	11.6	36.0
300	8.5	52.0
400	6.5	—

一般认为，每人每日全部膳食中的含铅量为0.2～0.3mg。通过食用食物和饮水摄入的铅，其10%左右会被人体吸收，已被人体吸收的铅约有90%蓄积于骨骼中。铅是一种可在人体内蓄积的毒物，随食物摄入达到一定剂量时会引起慢性中毒。慢性铅中毒主要表现为对神经系统、造血系统和肾的损害，甚至致畸、致突变、致癌和导致免疫功能下降。

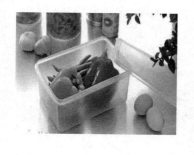

为了预防食品受铅污染，在生产或存放酸性食品和饮料时，不能使用含铅的各种设备、机械、管道和容器；不用含铅的农药喷洒农作物、蔬菜、果树；环保部门要会同社会各界共同研讨减少及控制污染源的措施，特别应降低空气中铅的污染。目前，国外提倡使用无铅汽油的方法值得借鉴。

（六）食品包装材料的污染及预防

生物性、化学性和放射性物质对食物造成的污染已经日益引起人们的广泛重视。与此同时，食品容器、包装材料的卫生也成为食品安全卫生的一项重要课题。在食品包装材料、容器的生产中，传统应用的竹、木、玻璃等材料对人体较为安全。随着化学合成工业的迅速发展，新的食品包装材料、容器，如塑料制品、橡胶制品、接触食品的涂料、油墨等使用的原料及辅料，如果质量不良或选用不当，就有可能将化学物质转移到食品中去，从而对人体健康产生危害。

1. 塑料容器和塑料包装材料的卫生

塑料以合成树脂为主要原料，并加入某些添加剂（如增塑剂、稳定剂、润滑剂、色素等），在一定温度和压力下可将塑料制作成一定形状的食具、用具及包装材料。塑料是一种由许多单体聚合而成的高分子聚合物，如聚乙烯由许多乙烯单体聚合而成。

目前市面上的塑料制品的品种很多，但根据塑料受热后表现出的共性，可分为两大类，热塑性塑料（如聚乙烯、聚丙烯、聚氯乙烯、聚苯乙烯等）和热固性塑料（如酚醛塑料、脲醛塑料等）。

（1）聚乙烯。聚乙烯是乙烯（$CH_2=CH_2$）单体的聚合物，为半透明和不透明固体，根据聚合时加压不同，分为高压聚乙烯（低密度）、低压聚乙烯（高密度）两种。高压聚乙烯（低密度）质地柔软，可制成薄膜或食具；低压聚乙烯（高密度）质地较硬，可制成奶瓶、水桶等，成品可耐100℃热水。

虽然聚乙烯毒性极小或无毒，但高压聚乙烯（低密度）中所含的低分子聚乙烯较易溶于油脂中，如长期盛装食用油或含油脂高的食物，会将其中的低分子聚乙烯溶出，而使食物产生哈喇味，影响食物的感官性状。

另外，凡是再生聚乙烯塑料制品，都不得用作食具和食物包装材料。

（2）聚丙烯。聚丙烯（$CH_2=CH-CH_3$）是以丙烯为主体的聚合物，为透明固体，可燃烧，燃烧时火焰尖端略带黄色，底部呈蓝色，有类似石蜡燃烧时的臭味。聚丙烯的性质与聚乙烯基本相同，其特点如下：①防潮性是包装薄膜中最优良的一种；②透气性为聚乙烯的1/2；③耐热性、耐油性比聚乙烯好；第四，具有良好的透明性和印刷适应性。其缺点是易老化，加工性与热封性较差。其主要用途为可作为面包、糖果、海产品、乳制品、饼干等的包装材料，还可用其制作各种食品瓶子的螺纹盖或啤酒桶。聚丙烯塑料是目前广泛使用的最理想的制作食物容器和包装的材料。

（3）聚氯乙烯。聚氯乙烯是氯乙烯（$CHCL=CH_2$）单体的聚合物。聚氯乙烯分硬、软两种，它耐酸碱，不易变形，加工性能好，但它易分解及易老化，分解物有毒性。加工聚氯乙烯时需要添加稳定剂和增塑剂等辅料，且某些辅料具有一定的毒性，当接触含油脂的食品或遇较高温度时，氯乙烯单体会溶出而造成污染。因此，聚氯乙烯塑料制品不宜作为食物的包装材料，尤其不能用于包装温度高的食品。

（4）聚苯乙烯。聚苯乙烯是以石油作为原料的，生产过程为首先将石油制成乙苯，乙苯脱氢精馏后得到苯乙烯，再将苯乙烯聚合成聚苯乙烯。

与聚乙烯、聚丙烯不同，聚苯乙烯质地较脆，容易破裂，在常温下对油脂不稳定，不耐热，75～80℃时就会变形。聚苯乙烯除含有苯乙烯单体外，还含有挥发性成分，如甲苯、乙苯、异丙苯等。这些成分都有一定的毒性，主要影响人体的肝脏、肾脏功能，并会造成生育障碍等。用聚苯乙烯塑料制成的容器装牛乳、肉汁、糖汁及酱油等时，在常温下放置24小时，就会产生异味。因此，聚苯乙烯塑料制品不适宜用作食具，一般只能用作糖果盒子一类的容器，若用作快餐盒也只能一次性使用。

2. 其他容器和包装材料的卫生

（1）橡胶。橡胶分为天然橡胶和合成橡胶两种。用橡胶制成的包装材料、容器等在食品工业上的应用越来越广泛。例如，奶嘴、高压锅垫圈、橡皮垫片，以及用于食品生产、加工、运输上的橡胶管、输送带等。

（2）包装纸。接触食品的包装纸应该是食品专用纸，从造纸原料到添加剂都有特殊的要求，原料最好用木浆，草浆次之，不能加荧光增白剂，应由专一工厂生产，不能随意用其他纸代替。

（3）陶瓷制品。陶瓷制品多在坯底上涂陶釉、瓷釉、彩釉等，经烧结而成。釉中，尤其是彩釉中大多含有金属盐类，主要含有铅、镉等有毒物质，特别是劣质陶瓷制品，在盛装酸性食品和酒时易溶出这些有毒物质并会污染食品。

（4）金属制品。金属材料，如不锈钢，具有较强的抗腐蚀能力，是较合乎卫生要求的材料。铝具有一定的抗腐蚀能力，但它的化学性质不太稳定，在食盐、酸、碱长期作用下，会被腐蚀变黑；铁本身容易氧化，但其毒性极低，有时因氧化物的渗入会产生令人不愉快的铁锈味，故用铁锅盛装食品的时间不宜过长。

（5）涂料。为了防止食品容器受到食品腐蚀，往往会在食品容器内壁涂有涂层，这种做法常见于罐头。但是，有时涂层会脱落，也可能对食品造成污染。

三、放射性污染及物理性危害

随着科学技术的不断发展，核能、人工放射性同位素的应用，以及大量核试验都会污染环境，并直接或间接污染食物，其中一部分会通过食物链进入人体，影响食品安全和人类健康。

（一）核能及核泄漏的危害

核能（或称原子能）是通过转化其质量而从原子核释放的能量。核能通过三种核反应之一释放：①核裂变，打开原子核的结合力；②核聚变，原子的粒子融合在一起；③核衰变，自然的释能形式。

核泄漏又称核熔毁，发生于核能反应炉故障时，会对环境造成严重的危害。

核泄漏造成的危害包括：①对空气、水源、土壤造成辐射性污染，由此可对食物原料造成污染；②对人的影响表现在核辐射，也称放射性物质，可通过呼吸吸入或皮肤伤口及消化道吸收进入体内，引起内辐射，γ辐射可穿透一定距离的空气被机体吸收，使人受到外辐射伤害。身体接受的辐射剂量越多，导致致癌的风险就越大，从而导致罹患甲状腺癌的比例增加、白血病病例增加、畸形儿出生率升高。

（二）物理性危害

物理性危害是指食品在生产、储存、流通的过程中，会导致疾病和伤害的外来物质随着不卫生的环境或不当的处理方式侵入或混入食品中。这些物质包括玻璃、瓷片、铁屑、竹签、竹筷、胶布绷带、头发、杂质等，都是影响食品安全的物理性有害物质。

物理性危害常常发生在偶然的污染和不规范的食品加工处理过程中。这种危害从生活到消费整个食物链条的各个环节都可能发生。

造成物理性危害的来源包括：①食品原料中，如树叶、树枝、根茎、杂草、果壳、草籽、石子、木屑、灰尘等；②食品加工生产过程中，如玻璃、瓷片、铁屑、竹签、竹筷、胶布绷带、头发、手套、昆虫残体及粪便、包装材料等；③人为造成，如金属类、工具碎片、设备零件、钉子、烟头、工作服料、杂质等。

餐饮行业的从业人员要有健康的身体素质，要养成良好的卫生习惯，严格遵守操作规范，在工作中要避免物理性危害，做好食品加工的环境卫生，严格按照生产加工的要求和规范进行操作，以保证所供应的食品卫生质量符合规定的要求，从而减少或避免物理性危害的发生。

四、滥用食品添加剂的危害

食品添加剂是指为改善食品品质和色、香、味、形，以及为防腐和加工工艺的需要而加入食品中的化学合成物质或天然物质。

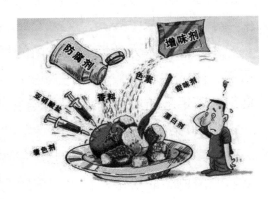

食品添加剂的种类很多，有的是为增强食品营养价值而加入的营养强化剂；有的是为了保持食品新鲜，防止变质而加入的防腐剂、抗氧化剂；有的是为了改良食品品质（包括感官性状）而加入的色素、香料（香精）、漂白剂、增味剂、甜味剂、疏松剂等；也有的是作为生产辅助材料加入的添加剂，如碱、盐、载体溶剂等。

虽然食品添加剂有助于加工、改良食品品质，但多为化学合成物质，这些物质不一定具有营养价值，如合理使用一般是无害的，但长期大量摄入可能会产生一定的毒害作用。我国食品添加剂生产监督管理规定："鉴于有些食品添加剂具有毒性，应尽可能不用或少用，必须使用时，应严格控制使用范围和用量。"另外，除考虑毒性因素外，还应注意以下几个问题。

（1）食品添加剂的使用目的应是保持和改进食品质量，而不得破坏和降低食品的营养质量。

（2）食品添加剂不得用于掩盖食物变质、腐败，或者粗制滥造以欺骗消费者。

（3）使用食品添加剂的目的应为减少消耗，改进储藏条件，简化工艺，但不能由于使用了食品添加剂而降低良好的加工措施和卫生要求。

（4）婴儿食物、儿童食物中不得使用糖精、色素、香精等食品添加剂。

目前，世界各国使用食品添加剂的品种和数量都在不断增加，随之也发生了很多急、慢性中毒事故。因此，正确认识和使用食品添加剂对餐饮行业的从业人员来说是非常重要的。

我国是使用食品添加剂品种较少的国家之一，现介绍以下几种我国居民常用的食品添加剂。

（一）防腐剂

防腐剂是用于防止食品腐败、变质的添加剂。食品中使用的防腐剂，主要具有抑制微生物生长或杀灭微生物的作用，它使用方便、价格低廉，在规定使用的范围内和剂量下一般无毒。在使用防腐剂时必须要搞好食品卫生，因为防腐剂只能对一定量的细菌产生抑制作用，若企图省略一切卫生工作，而只用防腐剂来防止食品腐败、变质是达不到食品卫生要求的。

我国目前允许使用的防腐剂有苯甲酸或苯甲酸钠、山梨酸或山梨酸钾。

1. 苯甲酸或苯甲酸钠

苯甲酸又称安息香酸，呈白色针状结晶，为酸性防腐剂。它在酸性条件下对酵母和霉菌有抑制作用，当 pH=3 时抗菌能力最强，而当 pH=6 时对很多霉菌的抑制作用变差。因此，使用时以 pH ≤ 4.5 时最为适宜。

由于苯甲酸溶解度较低，使用时应添加适量的碳酸氢钠（俗称小苏打），并用 90℃ 以上的热水溶解，使其转化为钠盐后再加到食物中，也可以直接使用苯甲酸钠。1g 苯甲酸钠相当于 0.85g 苯甲酸。

苯甲酸进入人体后与人体内的甘氨酸结合转为马尿酸，并通过尿液排出，不会在人体内蓄积。因此，苯甲酸及其钠盐是防腐剂中比较安全的一种。但肝脏功能不正常的人不适宜多食用含苯甲酸防腐剂的食品或饮料。

2. 山梨酸或山梨酸钾

山梨酸又称花楸酸，是近几年被各国重视并普遍使用的一种防腐剂。山梨酸为无色针状结晶或白色结晶粉末，在水中溶解度低，在空气中易吸湿而氧化分解，其钾盐为山梨酸钾，山梨酸钾为白色或淡黄色鳞片状结晶，溶于水。

山梨酸为酸型防腐剂，在浓度为 0.1% 时对酵母、霉菌有抑制作用，在 pH 为 4.5 以下时对乳酸菌、杆菌的抑制效果最佳。

山梨酸是不饱和脂肪酸，可参加人体内的正常代谢，最后分解为二氧化碳和水排出体外。按目前的资料可以认为山梨酸对人体是无害的，但使用时不要接触铜、铁等金属。1g 山梨酸相当于 1.33g 山梨酸钾。

该防腐剂允许使用在酱油、醋、果汁类、果酱类、罐头、汽水、低盐酱菜等食品中，最大使用量为 1g/kg。

（二）发色剂

在食品加工过程中加入适量的化学物质，使之与食品中的某些成分产生作用，而呈现出良好的色泽，这些化学物质称为发色剂。常用的肉类食品发色剂是硝酸钠和亚硝酸钠。

1. 硝酸钠（$NaNO_3$）

硝酸钠是无色透明或白微带黄色菱形晶体，带咸味或苦味，在冷水中的溶解度为 90g/100mL，在热水中的溶解度为 160g/100mL，水溶性呈中性。

硝酸钠在食品中经亚硝化菌的作用可还原成亚硝酸钠。亚硝酸钠与血红蛋白结合成亚硝基血红蛋白，此化合物在肉制品加热时可形成稳定的红色亚硝基血红蛋白原，使肉制品色泽美观。目前，美国已禁用此类添加剂。

2. 亚硝酸钠（$NaNO_2$）

亚硝酸钠是白色或淡黄色结晶，无臭，微咸，吸湿性强，100mL 室温水可溶解 66g 亚硝酸钠，沸水可溶解 166g 亚硝酸钠，在空气中易氧化为硝酸钠。

亚硝酸钠在食品中含量过高时，摄入后可与人体血液中红细胞中的血红蛋白结合形成高铁血红蛋白，使血红蛋白失去输氧能力，导致组织缺氧，引起绀紫等症状。在正常使用剂量下，不会引起此种物质的急性中毒。但值得注意的是，食品中的亚硝酸钠能形成亚硝胺，而亚硝胺是早已被确认的强致癌物。我国规定硝酸钠和亚硝酸钠只能用于肉类罐头和肉类制品中，最大使用量分别为 0.5g/kg 和 0.15g/kg。

（三）甜味剂

甜味剂包括天然甜味剂和人工甜味剂。天然甜味剂包括蔗糖、葡萄糖、甜叶菊苷等。人工甜味剂包括糖精、糖精钠、甜蜜素等有甜味的化学物质，它们的甜度比蔗糖高十倍至数百倍，是我国目前允许使用的人工甜味剂。

甜叶菊是一种草本植物，其叶子呈锯齿形，内含比蔗糖还甜 300 倍的甜味物质——甜叶菊苷。作为天然甜味剂，甜叶菊苷不仅可作为食品添加剂，还可供糖尿病患者食用以代替人造糖精。

糖精是苯甲酸的衍生物，其化学名称是邻磺酰苯甲酰亚胺。由于糖精在水中的溶解度很低，当需要向制作食品中加入甜味剂时多使用糖精钠。

糖精钠为无色或白色结晶，或结晶形粉末，无臭，稍带苦味，甜度为蔗糖的 200～700 倍（一般为 500 倍），在酸性条件下，用水溶解后长时间加热会失去甜味。

糖精在人体内不参与代谢，可直接排出体外，因此一般认为其无害。近几年的动物实验证明，糖精可引致膀胱癌，虽未最后下定论，但目前国际上对糖精的食用皆采取限制态度，且不允许在婴儿食品中使用糖精。我国允许糖精使用于酱菜类、调味酱汁、浓缩果汁、蜜饯类、配制酒、冷饮类、糕点、饼干等食品中，且最大使用量为 0.15g/kg。

甜蜜素的化学名称是环己基氨基磺酸钠，在冷水、热水中均可溶解。其味爽甜，无异味，无毒无害，糖尿病患者亦可安全食用，是我国卫生部门准许使用的食品甜味剂。饮料、果汁汽水、罐头、酱菜、饼干、烧煮食品、鱼丸、腌类食品均可使用甜蜜素，其甜度为蔗糖的 50～60 倍。甜蜜素是一种没有营养的人工合成甜味剂，过量食用会对人体造成伤害。目前，世界上已经有美国、日本等 40 多个国家禁止在食品中使用甜蜜素，我国也对甜蜜素的使用有强制性的用量限制。

（四）着色剂

着色剂即食用色素，分为天然着色剂和人工合成着色剂两类。使用着色剂的目的是改善食品的外观颜色，以增进人们的食欲。我国使用着色剂的历史悠久，自古就有利用艾青、姜黄、红曲米等为食品着色的习惯，随着化学工业的迅速发展，我国生产了大量的人工合成着色剂，它们着色力强、色泽鲜艳、色调多样、成本低，故餐饮行业多改用人工合成着色剂。

但人工合成着色剂毕竟是合成的化学物质，经动物实验证明，确实有显著毒性或致癌作用，且容易混入有害金属离子等，若任意滥用会对人体健康产生危害。我国目前允许使用的人工合成着色剂仅有苋菜红、胭脂红、柠檬黄、靛蓝，一般用于各种饮料、配制酒、糖果、糕点上彩、红绿丝、果子露、罐头等。

鉴于毒性问题，使用着色剂时应本着少用或不用的原则。我国规定，苋菜红、胭脂红的最大使用量为 0.05g/kg；柠檬黄、靛蓝的最大使用量为 0.1g/kg。当人工合成着色剂需要混合使用时，应根据最大使用量按比例折算（红绿丝使用量可适当增加）。

以下几种食品中不得使用人工合成着色剂：肉类及其加工制品（包括内脏及其加工制品）、鱼类及其加工制品、水果及其加工制品（包括果汁、果脯、果酱、果冻和酿造果酒）、调味品（包括醋、咖喱粉、酱油、豆腐乳）、婴幼儿食品（包括代乳粉、乳粉）、饼干及糕点（糕点上色时可用）。

（五）食用香料、香精

香料、香精是用于改善或增强食品芳香气味的食品添加剂，其分类根据毒理情况可分为允许使用和暂准使用两类；根据来源不同可分为天然与人造两类。

天然香料一般成分复杂，是非单一化合物，主要是植物香料，如八角、茴香、花椒、薄荷、橙皮、桂皮、丁香、玫瑰等，根据提取方法不同分别有精油、浸膏、酊剂，或者将芳香植物直接磨粉。我国使用的天然香料有天然康乃克油、天然香叶油、天然姜油、天然橘橙油、天然玫瑰花油等。天然香料一般对人体无害。

人造香料多使用石油化工产品煤焦油等原料合成，而且通常以数种或数十种单体调和成各种香味的香精，如香蕉、橘子、菠萝、杏仁等味道的香精。虽然香精的单体种类繁多，且其中有的有毒，有的无毒，但实际的使用量是极少的，如汽水、冰棒一般用香精0.02%～6.1%，因此合算起来，在食品中单体含量仅为十几万分之一，所以我国对绝大多数香精未规定最大使用量。

香精无论是水剂还是油剂，在使用时一般都应在投料的最后阶段使用，温度不宜过高以防止挥发，使用前还应过滤。

（六）其他添加剂的污染

除上述食品添加剂外还有塑化剂、三聚氰胺、漂白剂等常见添加剂，它们对食品的安全和人体的健康危害很大，是我国禁止在食品中加入的添加剂。

1. 塑化剂

塑化剂又称增塑剂，是在工业上被广泛使用的高分子材料助剂，塑化剂是一类重要的化工产品添加剂，作为助剂被普遍应用于塑料制品中，以增强塑料制品的柔韧性，使其更容易被加工。塑化剂可合法地用于工业用途，广泛用于食品包装、化妆品、医疗器材中。

塑化剂广泛存在于日常生活中，少量的摄入不会影响人体健康，长期大量使用则会危害人体健康，人们只要保持健康的生活习惯，远离白色污染，就可以避免塑化剂带来的危害。

2. 三聚氰胺

三聚氰胺是白色单斜晶体，几乎无味，微溶于水（3.1g/L常温情况下），可溶于甲醇、甲醛、乙酸、热乙二醇、甘油、吡啶等，不溶于丙酮、醚类。三聚氰胺对人体有害，不可用于食品加工或食品添加剂。

由于食品和饲料工业蛋白质含量测试方法的缺陷，三聚氰胺常被不法商人用作食品添加剂，以提升食品中的蛋白质的含量指标。因此，三聚氰胺被称为"蛋白精"。三聚氰胺作为食品中主要污染物质之一，对人体危害很大，很容易在人体泌尿系统中形成结石。目前，全世界已禁止在食品中添加三聚氰胺。但是，部分食品厂商依旧一意孤行。因此，只有加强监管力度，完善各项规章制度，才能更加有效地防止三聚氰胺的危害，保护人们的健康。

3. 漂白剂

漂白剂又称增白剂，是化学物质，可通过氧化反应达到漂白物品的功效。常用的化学漂白剂通常分为两类：氯漂白剂及氧漂白剂。氯漂白剂含有次氯酸钠，而氧漂白剂则含有过氧化氢或一些会释放过氧化物的化合物，如过硼酸钠或过碳酸钠。漂白粉的成分通常是次氯酸钙。漂白也是染色过程中的初期步骤。漂白剂是破坏、抑制食品的发色因素，使其褪色或使食品免于褐变的物质，一些化学物质通过氧化反应达到漂白的作用。一些不法商贩常在食品（如馒头、绿豆芽、粉条等）中使用漂白剂。

我国对于食品中漂白剂添加的剂量有严格的规定，在低剂量下使用含漂白剂的食品并没有多大的危害，但如果长期食用含有漂白剂的食品肯定会对人体造成不同程度的危害，如影响人体对营养成分的吸收，腐蚀消化系统，严重者可能会引起食物中毒。因此，最好不要食用含有漂白剂的食品。

? 想一想

1. 什么是食品安全？食品安全的基本要求是什么？
2. 什么是食品污染？食品污染可分为几类？
3. 常用的食品保存方法有哪几种？

? 做一做

1. 展示与鉴别受污染的食品。
2. 查看你的日常生活中有哪些食品已被污染或变质，并尝试分析其原因。

任务二　食物中毒与预防

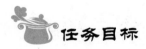

任务目标

能力目标
● 掌握食物中毒的基本特点及中毒原因
● 能够认识常见有毒动物类食物和植物类食物
● 掌握食物中毒的预防措施及处理原则

知识目标
● 了解：食物中毒的概念及分类

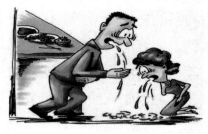

● 熟悉：植物类食物中毒和动物类食物中毒的种类和特点
● 掌握：常见有毒动物类食物和植物类食物的特征

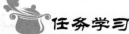

任务学习

一、食物中毒的概念、特点及分类

（一）食物中毒的概念

食物中毒是指食用了被有毒、有害物质污染的食物，或者食用了含有有毒、有害物质的食品后出现的急性、亚急性疾病。食品安全事故是指食物中毒、食源性疾病、食品污染等源于食品，对人体健康有危害或可能有危害的事故。食物中毒通常都是指在不知情的情况下发生的。

所谓"有毒、有害食物"是指健康人经口摄入可食用状态和正常数量而发病的食物。因此，摄入不可食用状态的食物（如未成熟的水果）；摄入非正常数量的食物（如暴饮暴食而引起的急性肠胃炎）；非经口摄入体内，如食用者是特异体质对某种食物（如水产品、乳类及其制品）发生变异反应引起的疾病；经食物感染的肠道传染病（如痢疾、伤寒）和寄生虫病（如蛔虫）等，这些都不属于食物中毒的范围，也不能把这些引起发病的食物认为是有毒食物。因此，正确理解"有毒、有害食物"和"食物中毒"，对于患者是否按食物中毒进行急救治疗和引起发病的食物是否按有毒、有害食物进行处理至关重要，对餐饮行业从业人员的实际工作有重要意义。

食物之所以有毒，其原因如下。

（1）食物在加工、运输、储存和销售过程中受病原性微生物的污染，是有活菌或其繁殖产生的毒素而引起的细菌性中毒。

（2）在生产、加工、运输、储存过程中被有毒化学物质污染，达到中毒剂量，如农药、重金属和其他化学物质引起的污染。

（3）在某种条件下食物本身产生大量的有毒物质，如发芽的马铃薯，或者食物本身含有有毒物质，但由于加工、烹饪方法不当未被去除。

（4）由于外形与某种食物相似而实际却有毒的动植物被误当作无毒食物，如毒蕈。

（二）食物中毒的共同特点

1. 有共同的致病食物

发病者都是食用了同一种食物，或者是食用了在同一环境条件下加工的食物。与食物有明显的关系，但没有进食这种食物的人，即使同桌就餐或同室居住也不发病。发病范围局限在食用这种有毒食物的人群中，停止食用这种有毒食物后，病状很快就会停止。

2. 潜伏期较短，来势汹汹

集体暴发性食物中毒时，很多人在短时间内同时或先后相继发病，并在短时间内发病率达到高峰。

3. 症状相似

所有患者都有类似的临床表现，如腹痛、腹泻、恶心、呕吐等。

4. 不直接传染

人与人之间不直接传染，一般无传染病流行时的余波。

餐饮行业应高度重视食品安全，一旦发生食物中毒，不仅会对消费者的健康造成严重损害，而且会对餐饮行业经营者的声誉及经济造成难以挽回的损失。

（三）食物中毒的分类

食物中毒的原因很多，主要可以分为以下几类。

1. 细菌类食物中毒

细菌类食物中毒是指人们摄入含有细菌或细菌毒素的食物而引起的食物中毒。引起食物中毒的原因有很多，其中最主要、最常见的原因就是食物被细菌污染。我国近五年食物中毒统计资料显示，细菌类食物中毒人数占食物中毒总人数的 50% 左右，而动物类食物是引起细菌类食物中毒的主要食物，其中肉类及熟肉制品居首位，其次有变质禽肉、病死畜肉、鱼类、乳类等，且细菌类食物中毒在夏季比较多见。

2. 真菌类食物中毒

真菌在谷类食物或其他类食物中生长繁殖并产生有毒的代谢产物，人和动物食用这种含有毒性的食物后发生的中毒，称为真菌类食物中毒。真菌类食物中毒的发生主要是由于食用了被真菌污染的食物，用通常的烹饪方法加热处理并不能破坏食物中的真菌产生的毒素。真菌生长繁殖及产生毒素需要一定的温度和湿度，因此真菌类食物中毒往往有比较明显的季节性和地区性。

3. 动物类食物中毒

食用动物类中毒食物引起的食物中毒即为动物类食物中毒。动物类食物中毒主要包括：①误食天然含有有毒成分的动物或动物的某一部分引起的中毒；②食用在一定条件下产生大量有毒成分的可食用动物类食物（如鲐鱼）引起的中毒。近几年，我国发生的动物类食物中毒主要是河豚中毒，其次是鱼胆中毒。

4. 植物类食物中毒

食用植物类中毒食物引起的食物中毒即为植物类食物中毒。植物类食物中毒主要包括：①误食天然含有有毒成分的植物或其加工制品（如桐油、大麻油等）引起的中毒；②误食未能破坏或去除有毒成分的植物类食物（如木薯、苦杏仁等）引起的中毒；③在一定条件下，不当食用大量有毒成分的植物类食物，如食用鲜黄花菜、发芽马铃薯、未腌制好的咸菜或未烧熟的扁豆等造成的中毒。最常见的植物类食物中毒包括菜豆中毒、毒蘑菇中毒、木薯中毒。可导致死亡的植物类食物包括毒蘑菇、马铃薯、曼陀罗、银杏、苦杏仁、桐油等。植物类食物中毒多数没有特效疗法，对一些能导致死亡的严重中毒，尽早排查有毒食物对减轻中毒患者的毒性非常重要。

5. 化学类食物中毒

食用化学类中毒食物引起的食物中毒即为化学类食物中毒。化学类食物中毒主要包括：①误食被有毒、有害的化学物质污染的食物引起的中毒；②误食添加非食品级的、伪造的、禁止使用的食品添加剂、营养强化剂的食物，以及误食超量使用食品添加剂的食物引起的中毒；③误食因储存等原因，造成营养素发生化学变化的食物（如油脂酸败）引起的中毒。化学类食物中毒的发病特点包括：发病与进食时间、食用量有关，一般进食后不久发病，常具有群体性，患者有相同的临床表现，在剩余食品、呕吐物、血和尿等样品中可测出有关化学毒物。在处理化学类食物中毒时应突出一个"快"字！及时处理不仅对挽救患者的生命十分重要，而且对控制事态发展，特别是对群体中毒和分析一时尚未明确的化学毒物更为重要。

二、常见植物类食物中毒

有毒植物类食物是指某些植物类食物中含有某些有毒的天然成分。由于有毒植物类食物的外观形态与无毒植物类食物相似，容易使人混淆而导致误食。也有的是因食用方法、储存方法不当而导致的食用者中毒。此类事故时有发生，应引起餐饮行业的关注。植物类食物中毒主要有以下三种。

（一）毒蕈中毒

蕈类俗称"蘑菇"，属于真菌类植物，具有大型子实体，为大型真菌。蕈类通常分为食用蕈、条件可食用蕈、毒蕈三大类。食用蕈有野生和人工养殖两类。食用蕈味道鲜美，有较高的营养价值和一定的药效，是餐饮行业常用的食品原料。条件可食用蕈的蕈体本身含有一定毒性，通过加热、水洗或晒干等处理后方可食用。毒蕈是指食用后能引起中毒的蕈类，有80多个品种，其中含剧毒能致死的有十余种。

夏秋季节气温高、雨水多，蕈类生长繁茂，由于缺乏辨认经验，误食毒蕈的事件时有发生。不同品种的毒蕈毒性不同，主要包括原浆毒、神经毒、胃肠毒和溶血毒，所表现出来的症状也不同，但无论哪一种中毒，只要是因食用蕈类中毒，就都要及时采用催吐、洗胃、导泻和灌肠等方法，以迅速排出尚未吸收的毒素，然后再对症下药进行抢救。

餐饮行业的采购人员要掌握鉴别食用蕈、条件可食用蕈和毒蕈的方法。通常，毒蕈有以下特点：蕈盖色泽美丽或呈黏土色，表面黏脆；蕈柄上有蕈环、蕈托；蕈体多为柔软多汁，汁液浑浊如牛乳，捅破后会发生明显变色；与银器共煮时可使银器变黑，与大蒜共煮时会使大蒜变黑。餐饮行业只能选用可靠的食用蕈，对可疑的蕈类要送卫生部门检验。

（二）含氰苷类植物类食物中毒

含氰苷类植物类食物中引起中毒的常见植物类食物有木薯及苦杏仁，此外还有各种果仁，如樱桃仁、李子仁、枇杷仁等。中毒原因是食用含氰苷类植物类食物后，经过一定过程生成氢氰酸（HCN）所致。氢氰酸有剧毒，对人的最低致死量为 $0.5 \sim 3.5 \, mg/kg$ 体重。

木薯是一种多年生的小灌木，其块根内含有多量淀粉，并含有脂肪、蛋白质、维生素等营养素，主要用作制作淀粉和酒精的原料，也可用作饲料，偶作副食，但因未合理加工处理，所以食后会引起中毒。红、青茎木薯的氢氰酸含量以后者为高；木薯的表皮、内皮、薯肉及薯心等各部位均有不同含量的氰化物，其中以内皮的含量最多、毒性最大。

为了预防含氰苷类植物类食物中毒，在处理方法上可利用氢氰酸遇热挥发的特点，以及氰苷易溶于水的特点来去除有毒物质。例如，对于杏仁霜、杏仁茶等食品，一般首先将杏仁加水并磨成浆后再煮熟，使杏仁中的氰苷水解成氢氰酸后遇热挥发去除；中医以苦杏仁作药，一般需经炒熟、去毒后再入药，且用药量由医生控制。食用木薯前首先要剥去薯皮，用水浸泡薯肉，蒸煮木薯时要将锅盖打开，使氢氰酸挥发后方可食用。为安全起见，也可将煮过的木薯用水再次浸泡，然后再行蒸熟。

（三）蔬菜中毒

某些蔬菜中含有毒性物质，若处理不当也会引起食物中毒。

1. 四季豆中毒

四季豆又称菜豆、扁豆、芸豆、龙亚豆，是餐饮行业中常用的食物原料，也是人们经常食用的蔬菜。秋季霜降以后收获的四季豆，或者储存时间过长的四季豆，以及未熟透的四季豆，都有可能引起食物中毒。四季豆中毒的临床症状表现为呕吐、腹泻和出血性肠炎。引起四季豆食物中毒的物质有皂素和植物凝血素（也称植物血球凝集素）两种。皂素会刺激消化道黏膜，引起充血、肿胀及出血性炎症。植物凝血素是豆类中的有毒蛋白，具有凝集红细胞及促进淋巴球（主要是 T 细胞）幼化和分裂的作用。为了预防四季豆食物中毒，在烹饪时宜将四季豆放在开水中烫泡数分钟，捞出后再炒熟。烧煮四季豆时要烧熟煮透，加热四季豆直至原有生绿色消失，食用时无生味和苦硬感，此时，毒素已被彻底破坏。

2. 鲜黄花菜中毒

黄花菜又称金针菜。食用鲜黄花菜引起中毒的原因是由于鲜黄花菜中含有秋水仙碱，其致死剂量为 2 ~ 20mg。秋水仙碱本身无毒，但是人摄入后在胃肠道中对其吸收缓慢，继而氧化的二秋水仙碱便会产生剧毒，导致出现恶心、呕吐、口渴、咽喉干、腹泻、头昏等症状。如果将鲜黄花菜蒸煮后晾干成为干制品，再水发后烹调成菜肴就没有毒了。因此，最好食用干黄花菜。食用鲜黄花菜时，必须经水浸泡或用开水烫泡后除去汁液，再彻底炒煮后方可食用。

3. 发芽马铃薯中毒

马铃薯是西餐中不可缺少的食品，中餐也常用它制作菜肴。在气温较高、空气潮湿或光照等情况下，马铃薯会发芽且表皮变绿，人食用变绿或发芽的马铃薯就会中毒。

变绿和发芽的马铃薯中含有龙葵素，此物是一种弱碱性糖苷，溶于水，具有腐蚀性和溶血性。一般每 100g 马铃薯中约有 10mg 龙葵素。当收获时其未成熟或储存时其接触阳光都会引起表皮变绿或发芽，此时每 100g 马铃薯中约有 500mg 龙葵素，若大量食用则会引起急性中毒。

马铃薯的中毒症状包括咽喉麻痒、胃部灼痛、肠胃炎等，并且会出现瞳孔散大、耳鸣、神经兴奋等症状，严重者会抽搐、意识丧失，甚至死亡。

采购马铃薯时应注意是否有发芽的现象，储存马铃薯时应将其放在干燥、阴凉处，避免日光照射。烹饪马铃薯前应削皮，并将芽和芽眼及其周围的部分挖掉，烹饪时要保证彻底熟透。

三、常见动物类食物中毒

有毒动物类食物是指某些动物类食物体内含有某些有毒的天然成分。有的是由于有毒动物类食物的外观形态与无毒动物类食物相似，容易混淆而导致误食。也有的是由于食用方法、储存方法不当而引起的食用者中毒。此类事故时有发生，应引起餐饮行业的关注。动物类中毒食物主要有以下两种。

（一）河豚等毒鱼引起的食物中毒

河豚又称鲀，俗称气泡鱼、鸡抱鱼或乖鱼，多产自沿海和内河水系。河豚肉味极其鲜美，营养丰富，但因其体内含有河豚毒素，人畜误食后可致中毒，甚至死亡。

中国、日本、中国南海沿岸各国都有人有"拼死吃河豚"的爱好，所以每年都有多起因食用河豚而中毒死亡的悲剧发生。中毒者抢救困难，死亡率达到食用者的50%以上。因此，要引起餐饮行业的足够重视。

河豚毒素的分子式为 $C_{11}H_{17}N_3O_8$，是小分子化合物中毒性十分强烈的神经毒素，其主要存在于河豚的卵巢和肝脏中。因此，这两个部位有剧毒。河豚的肾脏、血液、眼睛、鱼鳃和鱼皮等部位也有毒性。新鲜的洗干净血液的河豚肉可视为无毒，但河豚若死后的时间较长，内脏的毒素逐渐溶入肌肉中，就会使河豚肉有毒。

因食用河豚肉而中毒时，在发病时急速而剧烈，食用后几分钟即感到手指、嘴唇、舌头有刺痛感，随后会出现恶心、呕吐、腹泻、四肢无力、发冷、指端麻痹等症状；严重者会出现瞳孔及眼角膜反射消失，甚至全身麻痹，因呼吸衰竭致死。

我国卫生部门和市场管理部门都曾大力宣传河豚的形态特点及其中毒的危害性，规定禁止出售河豚，一经发现有市场销售河豚或干品，都要立即追查其来源，并会同有关部门协助销毁，餐饮行业也不能应顾客要求制作河豚菜肴，否则出现问题后，将要承担严重后果。

毒鱼主要包括以下三类。

1. 肉毒鱼类

这是指鱼肉或内脏含有毒素的鱼类。我国肉毒鱼类有二十多种。我国南海产的肉毒鱼类有花斑裸胸鳝（有毒）、斑点九棘鲈（有轻毒）、棕点石斑鱼（有微毒）、侧牙鲈肉（有轻毒）、白斑笛鲷（肉和内脏均有毒）。南海和东海均产的肉毒鱼类有黄边裸胸鳝、斑点裸胸鳝（肉有剧毒）等。餐饮行业不要选用这些鱼类制作菜肴。

2. 血毒鱼类

这是指血液中含有毒素的鱼类。鱼的血液中的毒素能被热量和胃液所破坏，所以只要将鱼煮熟后再食用就不会出现中毒现象，只有饮用生鱼的血液才会中毒。血毒鱼类有江河产的鳗鲡和黄鳝。民间传说生饮鳝鱼的血液能滋补身体，但经动物试验证实其血清有毒。生饮鳝血者会出现腹泻、恶心、皮疹、呼吸困难等症状。

3. 胆毒鱼类

这是指鱼胆中含有毒素的鱼类。传说鱼胆有"清热解毒""明目""止咳平喘"的功效，因而有人吞服鱼胆以求治病，却反而引起中毒。胆毒鱼类属于鲤科，平时食用量最大的青鱼、草鱼、鲤鱼、鳙鱼等都属于此类，这是餐饮行业常选用的鱼类，厨师应注意烹饪前要完整地去除这类鱼的鱼胆。

（二）鱼类组胺引起的食物中毒

鱼类组胺引起的食物中毒，主要发生在食用不新鲜或腐败的鱼时，但也与个人的过敏体质有关，因而鱼类组胺引起的食物中毒属于一种过敏性食物中毒。

不新鲜的或腐败的鱼体中含有一定数量的组胺，这是鱼肉蛋白质中的组氨酸在脱羧酶的作用下分解后的有毒产物。组胺能使人体的毛细血管扩张和支气管收缩，中毒者的颜面、胸部及全身皮肤潮红，眼结膜充血，同时伴有头痛、头晕、脉频、心悸、胸闷及血压下降等症状。

容易产生组胺的鱼类有鲐鱼（如青花鱼、油桶鱼、鲐巴鱼）、鲤鱼、马鲛鱼、鲫鱼、黄花鱼和带鱼等。当温度在 $15 \sim 37℃$，pH 为 $6.0 \sim 6.2$，有氧和渗透压不高（盐含量为 $3\% \sim 5\%$）的情况下组氨酸易于分解并形成组胺。

为了防止因食用不新鲜或腐败的鱼而引起组胺中毒，要教育人们不要制作、销售和进食腐败变质的鱼类，烹饪时可采用多种方法以减少或去除组胺。例如，把鱼烧熟煮透；在烹饪容易产生组胺的鲐鱼类时，在锅里加入少许雪里蕻或红果（0.5kg 鱼加 25g 雪里蕻或红果），然后再进行清蒸或红烧，则可使鱼中的组胺下降65%。另外，在烹饪时加入适量食醋也可降低组胺的毒性。

四、食物中毒的预防措施及处理原则

（一）食物中毒的预防措施

（1）做好食品卫生监督和餐饮场所卫生，禁止食用病死的禽畜或其他变质肉类。例如，醉虾、腌蟹等最好要不吃。

（2）冷藏食物时应保质、保鲜，食用动物类食物前应彻底加热煮透，食用隔餐剩菜前应充分加热。

（3）烹饪时要生熟分开，避免交叉污染。

（4）食用腌、腊、罐头等食品前应煮沸 $6 \sim 10$ 分钟。

（5）禁止食用毒蕈、河豚等有毒的动植物类食物。

（6）炊事员、保育员等若被沙门氏菌感染或是带菌者，应调离工作岗位，待大便培养三次阴性后才可返回原工作岗位。

但是，一旦发生食物中毒，管理人员也不要惊慌失措，应防止因事态扩大而造成更加严重的后果。管理人员要头脑冷静，立即通报医院和卫生防疫部门以尽快抢救中毒者，并为卫生防疫部门采样检验、追查事故发生原因提供各种方便。这样做既可以控制污染源，防止食物中毒事故再次发生，又可以分清法律责任，尽量减少企业的损失。

（二）食物中毒的处理原则

《中华人民共和国食品安全法》第七章规定：发生食品安全事故需要启动应急预案的，县级以上人民政府应当立即成立事故处置指挥机构，启动应急预案，依照前款和应急预案的规定进行处置。

（1）尽快排出胃肠道内未被吸收的毒物。食物中毒的潜伏期短，一般在进食后十多分钟到1～2小时内就会发生中毒症状，此时中毒者的胃肠内尚有大量含有毒素的食物未被消化和吸收，及时排出毒物是抢救中毒者生命、减轻中毒者症状的有力措施。排出毒物的方法包括催吐、洗胃、灌肠、导泻、解毒，这一过程对非细菌性食物中毒的抢救尤为重要，排出毒物的措施实施得越早、越彻底，效果就越好。但对于患有肝硬化、心脏病和胃溃疡的中毒者，原则上禁忌催吐和洗胃。

① 催吐、洗胃。如果进食时间在1～2小时内，则可使用催吐的方法。应立即取食盐20g加开水200mL溶化，冷却后一次喝下，如果不呕吐，则可多喝几次，迅速促进呕吐。亦可用鲜生姜100g捣碎取汁，用200mL温水冲服。如果进食的是变质的荤食品，则可服用"十滴水"来促使其迅速呕吐。有的中毒者还可用筷子、手指或鹅毛等刺激咽喉，引发呕吐。如此反复进行，直到呕吐物中没有食物为止。如果急救时距进食毒物的间隔较长，胃黏膜皱襞内可能存有残毒，这时彻底洗胃很有必要。

② 灌肠、导泻。如果中毒者进食毒物时间较长，已超过2～3小时，毒物已进入肠内，则要服用泻药（当然，已经腹泻者就不必再服用泻药了），以促使中毒食物尽快排出体外。一般用大黄30g一次煎服，老年中毒者可选用元明粉20g，用开水冲服，即可缓泻。对老年但体质较好的中毒者，也可采用番泻叶15g一次煎服（或用开水冲服），也能达到导泻的目的。中毒已久的中毒者，则可用1%的盐水、40℃的温肥皂水或清水，进行高位连续灌肠。

③ 解毒。如果是食用了变质的鱼、虾、蟹等引起的食物中毒，则可取食醋100mL加水200mL，稀释后一次服下。此外，还可用紫苏30g、生甘草10g一次煎服。若是误食了变质的饮料或防腐剂，最好的急救方法是用鲜牛乳或其他含蛋白的饮料灌服。

（2）防止毒物的吸收和保护胃肠道黏膜。中毒后，应尽快使用拮抗剂，其作用是吸附毒素或暂时阻断胃肠道黏膜与毒物结合，从而使胃肠道中未被吸收的毒物毒性降低或变为无毒，或者使毒物与胃肠道黏膜隔开而延缓吸收。在餐厅里，牛乳、豆浆、蛋清都是很容易找到的拮抗剂，它们能沉淀砷、汞等重金属，也有中和酸碱的能力，并能保护胃肠道黏膜，阻止胃肠道吸收毒物。

（3）促进已吸收的毒物排泄。一般毒物（或毒素）进入人体后多由肝脏解毒，或者经由肾脏随尿排出，或者经胆管排至肠道随粪便排出。根据病情，应饮用大量饮用水或静脉输液以稀释体内毒物，这对保护肝脏和肾脏、促进毒物排泄十分重要。

（4）对症治疗。在排毒、解毒及进行抢救的同时，还应针对中毒者所出现的临床症状，对症治疗。

（5）主动配合、密切协助，做好现场调查。卫生防疫部门对发生食物中毒事故的餐饮企业进行现场调查，其目的是判断和解决以下四个方面的问题：①本次事故是否为食物中毒；②引起中毒的可疑食物是什么；③采取措施，防止中毒事件在该企业继续发生；④确定治疗方案。

为此，餐饮企业管理人员在事故发生后要在第一时间通报卫生防疫部门和医疗部门，协助卫生防疫部门封存一切与含毒食物有关的原料和制成品，对已零售或整批调出的可疑食物，应尽力查清并立即追回，并在卫生防疫人员的指导下进行现场消毒，以避免毒害面扩大。

（6）资料整理与总结。食物中毒事故发生后均应根据调查结果进行资料的整理和总结。只有通过总结才能掌握食物中毒发生的规律和制定切实可行的预防措施。

食物中毒资料的整理内容应包括：食物中毒事故发生的经过（包括就餐人数、中毒人数和死亡人数）；患者的临床表现（包括潜伏期、主要症状、化验结果、治疗经过）；引起中毒的食物；食物被污染的原因；对中毒食物及其污染原因进行的细菌学检验和毒物分析结果；确定的诊断；对中毒事件的处理；预防措施及改进情况等。

❓ 想一想

近年来在本地区发生过哪些食物中毒事故？

❓ 做一做

1．假设食物中毒场景，并学会处理的方法。

2．食物中毒有哪些基本特点？食物中毒按致病物质可分为哪几种？

3．食品安全的五大要点是什么？

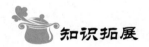

知识拓展

食物中毒相关知识

1．细菌性食物中毒的六个常见原因

（1）生熟交叉污染。例如，熟的食品被生的食品原料污染，或者被与生的食品原料接触过的表面污染，或者接触熟的食品的容器、手、操作台等被生的食品原料污染。

（2）食品储存不当。例如，熟的食品在10～60℃的温度条件下存放时间应小于2小时，长时间存放就容易引起变质。

（3）食品未烧熟煮透。例如，食品加工时中心部位的温度未达到70℃。

（4）从业人员带菌污染食品。例如，从业人员患有传染病或是带菌者，操作时通过手部接触等方式污染食品。

（5）经长时间储存的食品在食用前未进行彻底的再加热。

（6）进食未经加热处理的生的食品。

2．食物中毒后的早期发现和处理

食物中毒后第一个症状往往是腹部不适，中毒者首先感到腹胀，一些中毒者还会感到腹痛，个别的还会发生急性腹泻。与腹部不适伴发的还有恶心，随后会发生呕吐的情况。

食物中毒自我急救的最常用办法就是催吐。对中毒不久而无明显呕吐者，喝浓食盐水或生姜水是催吐的常规办法，如果还不能呕吐的话，则可用手指或筷子等直接刺激咽喉催吐。但如果因食物中毒导致昏迷时，则不宜进行人为催吐，否则容易引起窒息。

当然，这种紧急处理并不是治疗食物中毒的最好办法，只是在为治疗急性食物中毒争取时间。在紧急处理后，中毒者应该立即进入医院进行治疗。同时，要注意保留导致中毒的食物，以便医生确定有毒物质。

任务三　食品安全与管理

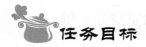 任务目标

能力目标
- 掌握《中华人民共和国食品安全法》的内容，认识食品安全标识
- 熟知食品经营场所员工应遵守的职业道德

知识目标
- 了解：《中华人民共和国食品安全法》的法律地位与效力
- 熟悉：食品经营场所卫生要求及菜点储存、销售的卫生制度
- 掌握：饮食卫生"五四制"的主要内容

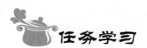 任务学习

一、食品安全管理的基础知识

食品安全是指食品无毒、无害，符合应有的营养需求，对人体健康不造成任何急性、亚急性或慢性危害。

食品是指各种供人食用或饮用的成品和原料，以及按照传统既是食品又是药品的物品，但是不包括以治疗为目的的物品。

食品安全管理是指政府及食品相关部门在食品市场中，动员和运用有效资源，采取计划、组织、领导和控制等方式，对食品、食品添加剂和食品原料的采购、食品生产、食品流通、食品销售及食品消费等过程进行有效的协调及整合，以达到确保食品市场健康有序，保证实现公众生命财产安全和社会利益目标的活动过程。

在商品生产经营过程中，任何一个企业的内部管理都十分重要，而对于生产经营食品这种特殊商品的企业来说，加强食品安全的自身管理就显得格外重要。食品安全管理不仅可以

实现食品安全质量的自我控制，提高食品生产合格率，减少损失浪费，创造更大的经济效益，更重要的是对于保证食品安全，保障人民的健康起着重要作用。同时，还可以避免企业因生产经营不安全的食品，而造成食物中毒事故。

食品安全管理不是一个空洞的概念，而是《中华人民共和国食品安全法》（以下简称《食品安全法》）要求一切食品生产经营主管部门和食品生产经营企业必须付诸实施的行动。

食品安全管理这一定义包含了以下四个含义。

第一，食品安全管理的主体是政府食品安全管理相关部门，主要有国家食品药品监督管理总局、国家卫生健康委员会、国家市场监督管理总局、国家生态环境部等机关部门及国务院设立的食品安全委员会。

第二，食品安全管理的客体是与食品有关的各个环节，包括食品生产和加工；食品流通和餐饮服务；食品添加剂的生产和经营；食品的包装材料、容器、洗涤剂、消毒剂和与食品生产经营相关的工具、设备的生产和经营。食品生产和经营者使用食品添加剂及相关产品时，对食品、食品添加剂和食品相关产品进行安全管理等，从而保证实现公众生命财产安全和社会利益。其受益对象是全社会。

第三，食品安全管理的内容可集中概括为提高人民生活质量，保证社会公共利益。这就决定了食品安全管理是永久性存在的，而且应随着社会发展进行调整。

第四，食品安全管理只能通过对食品安全的一系列活动的调节进行控制，从而使食品市场表现出有序、有效、可控制的特点，以确保公众的人身财产安全及社会的稳定，最终促进社会经济发展。

国家政府部门非常重视食品安全的管理，希望食品加工企业加强自身管控，确保消费者利益及健康。

（一）《食品安全法》及饮食卫生"五四制"

1. **认真学习《食品安全法》**

《食品安全法》由中华人民共和国第十二届全国人民代表大会常务委员会（以下简称全国人大）第十四次会议于2015年4月24日修订通过并颁布，自2015年10月1日起施行。这是事关我国亿万人民生活的一件大事。它的颁布和实施，促进了我国食品行业更快的发展，使食品安全管理水平得以进一步提高，更有利于保障人民身体健康。

同时，针对近年来一些地方大量出现假冒伪劣产品等严重问题，该法不仅对食品的生产经营过程提出了一系列的安全要求，而且明确申明，严厉禁止生产、经营下列食品。

（1）用非食品原料生产的食品、添加食品添加剂以外的化学物质和其他可能危害人体健康物质的食品，或者用回收食品作为原料生产的食品。

（2）致病性微生物、农药残留、兽药残留、生物毒素、重金属等污染物质，以及其他危害人体健康的物质含量超过食品安全标准限量的食品、食品添加剂、食品相关产品。

（3）用超过保质期的食品原料、食品添加剂生产的食品、食品添加剂。

（4）超范围、超限量使用食品添加剂的食品。

（5）营养成分不符合食品安全标准的专供婴幼儿和其他特定人群的主辅食品。

（6）腐败变质、油脂酸败、霉变生虫、污秽不洁、混有异物、掺假掺杂，或者感官性状异常的食品、食品添加剂。

（7）病死、毒死或死因不明的禽、畜、兽、水产动物肉类及其制品。

（8）未按规定进行检疫或检疫不合格的肉类，或者未经检验或检验不合格的肉类制品。

（9）被包装材料、容器、运输工具等污染的食品、食品添加剂。

（10）标注虚假生产日期、保质期或超过保质期的食品、食品添加剂。

（11）无标签的预包装食品、食品添加剂。

（12）国家为防病等特殊需要明令禁止生产经营的食品。

（13）其他不符合法律、法规或食品安全标准的食品、食品添加剂、食品相关产品。

《食品安全法》第九章法律责任内容规定，对违反《食品安全法》应当担负的法律责任有三种：行政处罚、民事责任和刑事责任。

《食品安全法》规定的行政处罚的种类有以下四种。

（1）责令改正，给予警告。

（2）没收违法所得和违法生产经营的食品，并可以没收用于违法生产经营的工具、设备、原料等物品；违法生产经营的食品货值金额不足一万元的，并处十万元以上十五万元以下罚款；违法生产经营的食品货值金额一万元以上的，并处货值金额十五倍以上三十倍以下罚款。

（3）情节严重的，责令其停产停业。

（4）吊销许可证，这是本法所规定的行政处罚中处罚力度最重的一种，吊销许可证意味着不允许继续从事食品的生产和经营活动。

2.《食品安全法》的法律地位

我国《食品安全法》是由享有立法权的最高权力机关——全国人民代表大会常务委员会（以下简称全国人大）审议通过的。《食品安全法》是我国社会主义法律体系的有机组成部分，它所规定的问题是我国社会关系中食品卫生方面主要的和基本的问题。从我国《食品安全法》的分类来看，它是一部综合性法规，比其他单项法规（如《卫生标准》《食品卫生管理办法》等）更具领先的地位。这一切使得它在食品安全法律文件中既具有权威性，又具有法律的严肃性和相对稳定性，是一部很重要的国家法律。

《食品安全法》明确了《食品安全法》《农产品质量安全法》两法并行的模式，确定了从农产品生产源头到餐桌既是互相统一，又是互相衔接的体制。

全国人大把《食品卫生法》改为了《食品安全法》。"卫生"和"安全"两词之差体现在法律制度的改变上，强调食品的内在质量和内在安全性，特别是我们国家改革开放这些年，经济社会发展快，市场经济很活跃，同时也带来一些问题，一些食品违法犯罪活动在转型时期也比较突出。例如，在食品中添加非食用物质，这就是一个安全问题。所以改为《食品安全法》，从保障安全的角度介入食品的管理，更有利于加大打击食品安全领域违法犯罪的力度。

《食品卫生法》与《食品安全法》的六点区别如下。

（1）《食品安全法》采用了分段监管的模式，明确了各部门的职责。

（2）《食品安全法》新增了食品安全风险的评估与监测。

（3）《食品卫生法》注重的是食品卫生，《食品安全法》对于食品安全的提法则更为科学、合理。可以说，食品卫生是手段，而食品安全则是我们要达到的目的。

（4）针对食品安全事故的处置在《食品安全法》中新增加了一节，使内容更加详细、规范、具体。

（5）从《食品安全法》与《食品卫生法》的法律责任制定上来看，《食品安全法》套用了国务院特别规定的模式，提高了处罚的金额底线，提出了行政处分的级别，并且明确了在出现食品安全事故后，肇事单位的主要负责人在一定时限内不得再从事食品安全的管理工作。

（6）《食品安全法》明确了食品安全国家标准由国家食品药品监督管理总局制定，其他部门无权制定。

《食品安全法》的主要适用范围如下。

（1）食品生产和加工，食品流通和餐饮服务。

（2）食品添加剂的生产经营行为。

（3）食品相关产品的生产经营行为。

（4）食品生产经营者使用食品添加剂和食品相关产品的行为。

（5）对食品、食品添加剂和食品相关产品的安全管理行为。

3. 饮食卫生"五四制"

饮食卫生管理是餐饮企业的一项经常性的工作，必须建立适当的卫生制度，并且需要采购、收货、储存、厨房和餐厅各部门的所有员工按章办事，在餐饮企业内部才能形成卫生管理的一条龙机制。

饮食卫生"五四制"的具体内容如下。

（1）从原料到成品实行"四不制度"：采购人员不买腐烂变质的原料；保管人员不验收腐烂变质的原料；加工人员不用腐烂变质的原料；服务人员不卖腐烂变质的食品。

（2）成品（食物）存放实行"四隔离"：生与熟隔离；成品与半成品隔离；食品与杂物、药物隔离；食品与天然冰隔离。

（3）用（食）具实行"四过关"：做到"一洗、二刷、三冲、四消毒"都过关。

（4）环境卫生采取"四定"：定人、定物、定时、定质量。实行划片分工、包干负责。

（5）个人卫生做到"四勤"：勤洗手、剪指甲；勤洗澡、理发；勤洗衣服、被褥；勤换工作服。

餐饮行业中的消毒工作是保证食品安全的关键之一。厨房所用的餐具、盛具、工具、案板和操作环境应每班清洗，定期消毒。餐具、工具、盛具等常用的消毒方法如表4-6所示。

表 4-6　餐具、工具、盛具等常用的消毒方法

名　称		方　法	消毒对象	优　缺　点
物理方法	煮沸	100℃ 1～5分钟	餐具、工具、盛具、竹筷子	方法简便，效果可靠，适用于中、小型酒店
	蒸气	90～100℃ 5～10分钟	餐具、案板、大型盛具	效率高，效果可靠，但需要有一定的设备，适用于大型酒店、工厂
化学方法	漂白粉溶液	将含有效氯25%的漂白粉配制成浓度为0.1%～0.2%的漂白粉溶液，即5kg清水中加入漂白粉5～10g，浸泡3～5分钟或喷洒	茶具、冷饮餐具、容器、盛具、桌面、工具、墙壁、地面及运输车辆	价廉，效果尚好，但有氯气味，遇热、受潮易失效，不宜用于油腻较多的餐具
	漂白粉精溶液	漂白粉精所含氯气浓度比漂白粉高一倍以上，配制时用量应减少一半，即5kg清水中加入漂白粉精2.5～5g，浸泡3～5分钟	茶具、冷饮餐具、容器、盛具、桌面、工具	同上
	漂白粉片	每片含有效氯0.2g，即0.5kg清水加入一片，浸泡3～5分钟	同上	同上，但浓度比漂白粉易掌握
	新洁尔灭	用浓度为0.2%～1%的新洁尔灭溶液，浸泡5分钟	餐具、工具、手	价格贵且消毒效果不理想
	过氧乙酸	将浓度为20%的过氧乙酸配制成浓度为0.2%的溶液，即每5kg清水加入50mL过氧乙酸	餐具、工具、容器、盛具	效果好，但成本高且有腐蚀性
	氯胺T钠	用浓度为0.3%的溶液浸泡3～5分钟	茶具、冷饮餐具	效果好，但价格高

　　贯彻饮食卫生"五四制"要与企业内部的岗位责任制结合起来，把饮食卫生"五四制"的原则落实到餐饮行业各个环节的具体工作程序之中，使其成为更具体的操作规程。例如，食品生产经营环境（如场所、设施等）不符合安全要求的，餐具不消毒、不洁或消毒不符合要求的，个人卫生不符合卫生安全要求的，一方面，应结合本企业实际情况制定实施细则。另一方面，要与奖惩制度挂钩，安全管理工作成绩突出者要给予奖励，因管理不善出现漏洞甚至出现事故者要给予处罚，以激励全体餐饮从业人员主动做好饮食安全管理工作。

　　4. 中国的食品安全标识

　　食品安全是大家都关注的话题，在关注食品安全的同时，大家还应该关注一些安全标识。

　　（1）质量安全标识。获得食品质量安全生产许可证的企业，其生产加工的食品经出厂检验合格的，在出厂销售之前，必须在最小销售单元的食品包装上标注由国家统一制定的食品质量安全生产许可证编号，并加印（贴）食品质量安全市场准入标识"QS"。"QS"是英文Quality Safety（质量安全）的缩写。食品质量安全市场准入标识的式样和使用办法由国家质检总局统一制定，该标识由"QS"和"质量安全"中文字样组成。标识主色调为蓝色，字母"Q"与"质量安全"四个中文字样为蓝色，字母"S"为白色，使用时可根据需要按

比例放大或缩小，但不得变形、变色。加印（贴）有"QS"标识的食品，即意味着该食品符合质量安全的基本要求。

自2004年1月1日起，中国首先在大米、食用植物油、小麦粉、酱油和醋五类食品行业中实行了食品质量安全市场准入制度，然后又对十类食品，如肉制品、乳制品、方便面、速冻面米食品、膨化食品、调味品、饮料、饼干、罐头冷冻饮品等实行了食品质量安全市场准入制度。国家质检总局还将对全部28类食品实行食品质量安全市场准入制度。

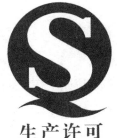

注："质量安全"字样已经不再使用，而使用"生产许可"来替代。《食品安全法》规定：国家对食品生产经营实行许可制度。从事食品生产、食品销售、餐饮服务，应当依法取得许可。

（2）绿色食品的标识。绿色食品的标识是由中国绿色食品发展中心在国家工商行政管理总局商标局正式注册的质量证明标识。

它由三部分构成，即上方的太阳、下方的叶片和中心的蓓蕾，象征自然生态；颜色为绿色，象征生命、农业、环保；图形为正圆形，意为保护。AA级绿色食品的标识与字体为绿色，底色为白色；A级绿色食品的标识与字体为白色，底色为绿色。整个图形描绘了一幅明媚阳光照耀下的充满和谐生机的画面，以告诉人们绿色食品是出自纯净、良好生态环境的安全、无污染食品，能给人们带来蓬勃的生命力。

绿色食品在中国是对具有无污染的，安全、优质、营养类食品的总称，是指按特定生产方式生产，并经国家有关专门机构认定，准许使用绿色食品标识的无污染、无公害、安全、优质、营养型的食品。类似的食品在其他国家被称为有机食品、生态食品或天然食品。

绿色食品的标识旨在提醒人们要保护环境和防止污染，通过改善人与环境的关系，创造自然界新的和谐。它标注在以食品为主的共九大类食品上，并扩展到肥料等绿色食品相关产品上。绿色食品的标识作为一种产品质量的证明商标，其商标专用权受《中华人民共和国商标法》保护。绿色食品的标识的使用规则是食品已通过专门机构认证，许可企业依法使用。

（二）烹饪行业从业人员的职业道德

在烹饪经营活动中，烹饪行业从业人员肩负着保证人民饮食安全和健康的重要责任，烹饪从业人员的职业道德水准，对保证食品安全起着重要的作用。《食品安全法》规定：食品生产经营企业应当建立健全本企业的食品安全管理制度，加强对职工食品安全知识的培训，配备专职或兼职的食品安全管理人员，做好对所生产经营食品的检验工作，依法从事食品生产经营活动。要使员工有良好的职业道德，必须要从提高员工的安全素质做起。

1. 提高员工安全素质的途径

（1）建立健全各岗位安全责任制。在岗位安全责任制中，要围绕食品安全的主题，规范具体的操作程序和个人卫生要求，要求有专职人员检查监督。对完成得好的员工要给予表扬奖励，推广其先进经验；对完成得不够好的员工要给予批评教育，甚至处罚，不能等出现了事故之后才来抓安全管理。

（2）加强培训。从经理到基层员工，都应该认识到只有掌握食品营养与安全的基础知识，才能懂得如何符合安全要求，也才会认识到如果不注意食品安全就可能造成严重的后果，这样大家才会自觉养成良好的安全习惯，自觉贯彻执行各岗位安全责任制，并主动结合本岗位的特点，想方设法把各项安全工作做得更好。要达到这一目的，对员工的培训是很重要的。

① 根据员工的职权范围和知识水平编制层次不同的教材。经理对食品安全知识掌握的深度要深一些，要全面了解采购、仓库、厨房和餐厅各岗位的要求，以便全面安排食品安全卫生工作，并检查监督各岗位的执行情况。厨师长要熟悉厨房内各岗位的食品安全卫生要求，餐厅经理要熟知食品安全卫生要求。这样，厨房和餐厅这两个主要区域的食品安全卫生就有了保障。对于文化水平低的员工要用通俗易懂的文字、图画和表格编制教材；对于文化水平较高的员工则应用较深的正规教材，以满足他们的求知欲望，再由他们去影响其他员工。

② 进行岗位实务教学。在每个工作岗位上，要结合其工作的特点，一面操作、一面讲解，使员工看得明、听得懂、记得住、学得会，并且能在工作中立即贯彻执行。

③ 分阶段进行培训，步步深入。新员工入职时，刚刚接触烹饪行业，对该行业特点、所担负的安全责任、应注意的个人卫生要求及如何在工作中贯彻《食品安全法》都不了解，所以要进行入职培训后才能上岗。在工作岗位上，主管人员要根据岗位的特点，对员工进行在职培训。在推行新做法、新技术，使用新机器、新设备时，都要再次对员工进行培训，使大家进一步提高对安全的认识。另外，可以采取去先进单位参观学习、看视频等方式，学习国内外或其他企业的经验，结合本企业的特点，把本企业的食品安全卫生工作做得更好。

2. 烹饪安全领域的职业道德

《食品安全法》第四章第三十三条第（八）款规定：食品生产经营人员应当保持个人卫生，生产经营食品时，应当将手洗净，穿戴清洁的工作衣、帽等；销售无包装的直接入口食品时，应当使用无毒、清洁的容器、售货工具和设备。

因此，厨师及工作人员应做好下列工作。

（1）尽心尽力，对顾客健康负责。现在，我们需要的是有素质、有职业道德的厨师，民以食为天，厨师是烹饪食物过程中的重要人员，对食物选材等各方面的把控至关重要。作为厨师，首先应该铭记作为厨师的职责，厨师的职责就是为广大人民服务，一定要在食物选材上把好关，否则将会造成不可估计的后果。

（2）养成良好的安全卫生习惯。食品安全在某些方面与烹饪行业从业人员的个人安全意识和卫生习惯分不开。良好的安全意识和卫生习惯可以起到防止食品受污染的作用，良好的安全意识和卫生习惯是最重要的厨师职业道德。顾客所需要的大量菜点，都是由厨师加工、储存、销售的，如果在工作过程中稍有疏忽，就有可能把有毒的菜点卖给顾客，给顾客的健康带来威胁和损害。良好的安全意识和卫生习惯还应包括正确使用烹饪用具、容器，处理生熟食品的安全意识习惯等。

（3）端正经营思想，安全第一。不少企业认为，他们的行为应从企业的利益出发，更有企业认为这个社会就是自私的，只有自己好才是真的好，全然不顾及顾客的安全，这是严重缺乏社会公德心的表现。烹饪行业应以为顾客提供营养丰富、安全卫生的菜点为宗旨；唯利是图、掺假掺杂、粗制滥造的可耻行为应该受到厨师职业良心的责备和社会舆论的谴责。

（4）学好烹饪安全科学知识。食品安全是一门科学，保证食品安全必须要以科学的知识为指导，如果厨师不懂得一定的食品安全科学知识，那么保证菜点的安全卫生只是一句空话。

二、食品安全控制与管理

（一）食品经营场所安全卫生要求及制度

食品经营场所安全应包括消防安全、用电用气安全、食品安全、安全疏散等多方面安全要求及管理，本书仅讲解与食品安全相关的知识。

《食品安全法》第四章第三十三条第（四）款规定：食品经营场所应具有合理的设备布局和工艺流程，防止待加工食品与直接入口食品、原料与成品交叉污染，避免食品接触有毒物、不洁物。

因此，食品经营场所应做好下列工作。

1. 环境卫生

环境卫生是指工作地点的室内、室外及四周环境的卫生，包括厨房、餐厅的合理布局和卫生设备安全，以及餐厅的卫生安全等。

（1）厨房的合理布局。厨房的合理布局是指合理安排厨房区域内各工序流程及厨房内各种设备、器械和用具的具体位置。科学合理的设计和布局可以帮助厨房减少浪费、降低成本、方便管理、提高工作质量、提高生产效率和减少员工外流。

随着饭店、集体食堂操作机械化程度的提高，各工序的位置及设施、设备等在厨房中的布局合理与否，直接影响厨房的工作效率、成本和生产质量。厨房的面积和餐厅的面积的比例不得小于1∶1，或者厨房、餐厅总面积（以进餐高峰期计算）每人折合 $1 \sim 1.2\text{m}^2$ 为宜。

厨房的区域安排。厨房是餐饮生产场所，其区域安排是指根据餐饮生产的特点，合理安排餐饮生产的先后顺序和餐饮生产的空间分布。一般而言，一家综合型的食品经营场所，根据其产品和工作流程，其餐饮生产场所大致可以划分成三个区域。

① 原料接收、储藏及加工区域。厨房的加工储藏区是专门负责厨房所需原料加工和储藏的作业区，加工储藏区的布局最重要的一点就是将验收、储藏、加工安排在一条流程上，这样不仅方便原料的领料、储藏和加工，还能缩短原料的搬运距离，提高工作效率。这一区域应靠近原料入口，区域中应有干藏库、冷藏库、冷冻库等，还应有相应的办公室和适当规模的加工间，并根据加工的范围和程度，确定其面积的大小。

② 烹饪作业区域。此区域内应包括冷菜间、点心间、配菜间、炉灶间，以及相应的小型冷藏库和周转库。这个区域是形成产品风味、质量的集中生产区域，因此应设置可监控厨房的办公室，冷菜间、点心间、办公室应单独隔开，配菜间与炉灶间可以不分隔。

③ 备餐清洗区域。该区域应包括备餐间、餐具清洗间和适当的餐具储藏间，小型厨房可以用工作台等简单分隔。

厨房布局根据工序流程，必须呈一字线布局，以保证工作流程通畅、连续，避免回流现象，餐饮生产从原料购进开始，经加工、切割、配菜到烹饪出品，是一项接连不断、循序渐进的工作。因此，厨房原料进货和领料路线、菜品烹饪装配与出品路线，要避免交叉和回流，特别要注意防止烹饪出菜与收台、洗碟、入柜的交错，以便提高厨房员工的工作效率，避免出现堵塞或事故。

常见布局类型。厨房作业间布局的类型应依据厨房结构、面积、高度及设备的具体规格进行，有以下几种类型可供参考。

① 直线形布局。直线形布局是指所有的炉灶、炸锅、烤箱等加热设备均以直线形布局。通常是依墙排列，置于一个长方形的通风排气罩下，集中布局加热设备，集中吸排油烟，每位厨师按分工，相对固定地负责某些菜肴的烹饪熟制，所需设备工具均分布在其左右和附近。该布局适用于高度分工合作、场地面积较大、相对集中的大型餐饮企业的厨房。

② 相背形布局。相背形布局是指把主要烹调设备，如烹炒设备和蒸煮设备，分别以两组的方式背靠背地组合在厨房内，置于同一排油烟罩下，中间以一个矮墙相隔，厨师相对而站进行操作。

③ L形布局。L形布局是指将设备沿墙设置成一个犄角形，把煤气灶、烤炉、扒炉、烤板、炸锅、炒锅等常用设备组合在一边，把另一些较大的设备组合在另一边，两边相连成一个犄角，集中加热排烟。当厨房面积和厨房建筑结构不利于做直线形布局时，往往采用L形布局。这种布局方式在一般酒楼的厨房或饼房、面点房得到广泛应用。

④ U形布局。U形布局是指将工作台、冰柜及加热设备沿厨房四周摆放，预留一个出口供人员、原料进出，出品可开窗从窗口接递。当厨房面积较小时，可采用此布局，如面点房、冷菜房、火锅原料准备间。U形布局可以充分利用现有的工作空间，从而提高工作效率。

（2）厨房的卫生设备安全。

① 下水道设备。下水道上方应设置除油器（油脂分离）用于回收废油，以免因排放废油污染环境。厨房地面应有坡度，以便及时冲刷和保持干燥。

② 冷藏设备。冷藏库和冷冻库应自成体系，设备要定期洗刷，生熟食品应分开存放。

③ 洗涤设备。设置脚踏式流水洗手池、热空气烘手机、脚踏式垃圾箱等。

④ 除油烟设置、通风设备。配备这些设备以便降低厨房的温度、湿度及排除烹饪时散发出的气味、蒸气和油烟；为通风而打开的窗户必须装有纱窗，以防昆虫等飞入。

⑤ 照明设备。必须要有足够亮度的照明设备，灯光应避免阴影，以便发现污物并及时打扫。

⑥ 操作台。操作台必须用结实耐用且容易清洗的材料制成，不锈钢是目前最理想的材料。

⑦ 卫生通过室。卫生通过室配置在厨师入口门和厨房之间，由更衣室、休息室、流水冲洗式厕所等组成，该室的空气严禁流入厨房。

（3）餐厅的卫生安全要求。

① 日常清洁卫生。

a. 顾客用过的碗筷应首先在洗消室洗净消毒，然后在指定设备内存放，顾客用过的碗筷不能直接进入厨房。

b. 饭菜由专人从烹饪间送入备餐间，服务人员从备餐间窗口接出后送给顾客。服务人员不能直接从烹饪间递送饭菜给顾客。

② 餐厅进食卫生条件。

a. 餐厅美化：既可富丽堂皇，也可简单明快、清雅大方。

b. 服务态度：服务要热情、主动、耐心、周到。

c. 服务质量：菜点要色、香、味、形、器俱佳，使顾客满意。

2. 生产过程的安全卫生要求和制度

（1）食品制作者（厨师）的个人卫生要求。

① 要经常清洁双手，这是防止食品受到污染的重要防护手段之一。在以下情况发生后必须立即洗手。

a. 上厕所：粪便中的细菌会通过卫生纸转移至手上，再转移到食物上。

b. 擤鼻涕：许多人的鼻孔里藏有葡萄球菌，擤鼻子时，其中一些细菌会转移到手上。

c. 处理生肉、禽肉和蔬菜之后：许多生肉的表面都有引起食物中毒的细菌（如沙门氏菌），容易转移到餐具或容器上。

d. 处理废弃物、腐败物及污染过的食物以后：废物和废弃食品中存有大量各种各样的细菌。

② 注意饮食操作卫生。食品制作者无论如何绝不能出现以下情况。

a. 在操作时吸烟。

b. 在操作时舔尝食物。

c. 在工作间梳洗头发。

d. 对着食物打喷嚏或咳嗽。

e. 一布多用。抹布要经常搓洗以免交叉感染，消毒后的餐具，不要再用抹布揩抹。

f. 在工作间里佩戴戒指或任何珠宝饰物。

③ 注意仪表整洁。勤剪指甲、勤理发、勤洗澡、勤换衣服（包括工作服）。

④ 食品制作者要保证身体健康。食品制作者要特别注意防止胃肠道和皮肤传染病的感染，定期检查身体，接受预防疫苗注射。

（2）制作凉拌菜的安全卫生程序。制作凉拌菜时必须遵守卫生程序才能保证质量，否则会给人的身体健康带来隐患。制作过程中应按下列程序进行。

① 制作凉拌菜前，要对所使用的用具进行烫洗和消毒，操作人员要认真清洗双手并消毒。消毒液可用浓度为 75% 的酒精。

② 对凉拌菜所使用的蔬菜和其他原料要认真清洗，可以烫泡的蔬菜，要用 90℃以上的热水烫泡 5 分钟，不能烫泡的菜要用 1：5000 的高锰酸钾溶液浸泡 5 分钟，以杀灭蔬菜和

其他配料上的细菌。

③ 所用盛装凉菜的容器和餐具要进行烫洗和消毒，可用蒸气、药物等消毒。

（3）制作酱菜、酱肉的卫生要求。酱菜、酱肉是直接入口的食物，在制作和保管时必须按下列程序进行，以保证酱菜、酱肉的质量。

① 制作熟食卤味应有专门的场地并由专人操作，其制作工具和容器必须专用。

② 加工前，操作人员应严格清洗双手，并用浓度为75%的酒精消毒。

③ 隔夜、隔日的熟食品在出售前必须经过回锅烧煮，以杀死在运输、存放时污染的细菌。

④ 存放熟食品时，必须要有防蝇、防尘设备，以防污染。

（二）菜点储存、运输、销售过程的安全制度

《食品安全法》第四章第三十三条第（六）款规定：贮存、运输和装卸食品的容器、工具和设备应当安全、无害，保持清洁，防止食品污染，并符合保证食品安全所需的温度、湿度等特殊要求，不得将食品与有毒、有害物品一同贮存、运输。第（七）款规定：直接入口的食品应当使用无毒、清洁的包装材料、餐具、饮具和容器。因此，以下几方面内容应引起重视。

1. 菜点的储存

餐饮生产场所的仓库中储存的各类菜点应按原料、半成品、成品分开，要考虑各类菜点的污染程度，生食与熟食分开，有特异气味的烹饪原料（如海产品）与容易吸收气味的原料（如面粉、饼干、茶叶等）不能储存在一起。储存杀虫剂和其他有毒物品的仓库，严禁储存烹饪原料。

烹饪原料仓库首先应做好防霉工作，其温度和湿度应有一定的规定。低温储存烹饪原料仍是目前我国餐饮生产场所主要的储存方法，可较长时间保存肉、鱼、蛋、乳、蔬菜、水果等易腐败变质的原料。仓库的温度和湿度应保持恒定，有条件的地方要装置空气调节器，以防止因温度、湿度骤变影响仓库烹饪原料的储存期。此外，仓库应有安全制度，定期检查防鼠灭鼠的效果并进行清扫消毒，避免灰尘、细菌和异物的污染。要加强入库烹饪原料的验收工作和库存原料的质量检查工作，发现问题时应及时处理。对储存的原料应"先进先出"，加快周转率，尽量缩短储存期。

2. 食品的运输

食品运输过程的安全卫生要求有以下几方面。

（1）防止食品及原料在运输过程的污染，要求运输食品的交通运输工具及容器、用具必须符合卫生要求，并建立清洗消毒的卫生制度。对于直接入口的食品，应采用以箱换箱的方法，不要用手盘点食品。室内运输食品时，要有专用车辆和密闭容器装载运输，避免沿途灰尘污染。

（2）生熟食品、食品与非食品、卫生质量差的食品与卫生质量良好的食品均应分别装运。根据食品的性质，还应该有具体的运输条件，如长途运输易腐败变质的食品时要用带有冷藏设备的交通运输工具。

（3）严禁使用装载过农药、化肥或其他有毒物品的交通运输工具装运食品。

（4）提高运输效率，缩短运输时间，尽量避免拆包重装，防止食品在运输过程中受到污染或腐败变质。

3. 食品的销售

食品销售是保证食品卫生质量的一个最重要环节。通过销售，食品最终将会到达顾客手中。因此，食品的卫生质量，尤其是直接入口食品的卫生质量，与人民健康的关系最为密切。因此，必须充分注意食品卫生。为此，食品从业人员必须做到以下几点。

（1）加强《食品安全法》的宣传教育，健全各类规章制度和奖惩措施，对出售检验不合格的食品，或者造成食物中毒的事故，以及危害人民身体健康的企业和个人，情节严重的要依法惩办。

（2）加强食品从业人员对卫生知识的学习，提高对食品安全科学知识和食品污染危害性的认识，养成良好的卫生习惯，自觉做好防止食品污染的工作。

（3）尽量做到销售过程密闭化、自动化，避免食品暴露，出售食品时要钱货分开，以减少污染的机会。

（4）对于直接食用的食品，顾客和食品从业人员都不能直接用手挑拣。餐饮企业必须要用对人体无害的薄膜袋、蜡纸、硬纸盒对食品进行分包，这样既能避免因人手直接接触所造成的污染，又可保持食品固有的色、香、味。

（5）做好食品从业人员的健康管理，这是贯彻"预防为主"的一项重要措施。

? 想一想

1. 简述食品卫生领域的职业道德。
2. 饮食卫生"五四制"的内容包括什么？
3. 厨房常见布局的类型有几种？

拓展阅读

? 做一做

到正规的食品经营场所参观，了解他们是如何保证食品安全的。

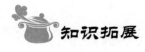

知识拓展

厨师如何做到食品安全？

食品安全的第一步是防止病从口入，因此厨师在食品生产过程中的地位就显得尤为重要。厨师要保持自己的个人卫生，特别是要养成上岗前消毒的良好习惯。这仅仅是厨师关于食品安全中的一个小习惯，厨师还应有良好的职业道德。

第一，购买食材、原料时，要查看基本标识、厂家厂址、电话、生产日期、保质期等信息是否标示清楚，食品是否合格。现在，很多不法商家为了提高利润而使用地沟油、伪食材，这不仅严重扰乱了市场秩序、破坏了社会和谐，更重要的是影响了消费者的身体健康。厨师对原料的掌控直接关系消费者的健康。

第二，生产食品时不使用长久放置的食材。现在，很多餐饮企业因为一段时间的生意惨淡而造成原料堆积，却又不甘心成本浪费，于是加工一些长久放置的食材。这对消费者的身心健康造成了严重影响，导致很多消费者现在是吃啥怕啥，吃金针菇怕是毒金针菇，吃猪耳朵怕是工业猪耳朵……

第三，在食品生产过程中不使用有害物质，如漂白剂。凡是食品呈不正常、不自然的白色，十有八九会有漂白剂、增白剂、面粉处理剂等化学品的危害。

第四，厨师应该有较全面的食品安全意识。例如，厨具、餐具要经过高温消毒，食用油不能长期加热、反复使用等。除此之外，厨师还应该注重食品营养搭配，懂得食物相生相克等食品安全知识。

第五，有良好的纪律，具备高职业素质。厨师应该爱岗敬业，热爱厨师这一职业，不能把生活中不好的情绪带到工作中。俗话说，万事随心，如果你心情差，那么吃什么东西都是苦的。同样，如果一个厨师带着一个很差的心情上班，烹饪出来的菜肴也一定不会美味，而如果厨师每天都能够保持一个健康快乐的心情，热爱本职工作，肯于钻研，就一定能制作出美味的食物来。

知识检测

一、选择题

1. 使鱼肉、牛肉表面变红发黏的菌属是（　　　）。
   A. 葡萄球菌属　　　　　　　　　B. 沙门氏菌属
   C. 芽孢杆菌属　　　　　　　　　D. 变形菌属

2. 不需要中间宿主的寄生虫是（　　　）。
   A. 姜片吸虫　　　B. 肝吸虫　　　C. 华支睾虫　　　D. 蛔虫

3. 生吃食物要洗净，主要是为了预防（　　　）污染。
   A. 囊虫　　　　　B. 旋毛虫　　　C. 姜片吸虫　　　D. 蛔虫

4. 影响污染食品的细菌繁殖生长的主要因素是（　　　）。
   A. 水分　　　　　B. 光线　　　　C. 湿度　　　　　D. 营养

5. 我国规定肉类罐头中亚硝酸盐的残留量不得超过（　　　）。
   A. 0.03g/kg　　　B. 0.05g/kg　　　C. 0.15g/kg　　　D. 0.5g/kg

6. 发芽的马铃薯中，能引起食物中毒的有毒物质是（　　　）。
   A. 皂素　　　　　　　　　　　　B. 胰蛋白酶抑制素
   C. 秋水仙碱　　　　　　　　　　D. 龙葵素

7. 确定食物中毒后，（　　　）当地卫生防疫部门。
   A. 应及时报告　　　　　　　　　B. 可暂缓报告
   C. 也可不报告　　　　　　　　　D. 一定不能报告

8. 酱油的卫生问题主要是（　　　）与发霉。

    A．工业"三废"污染　　　　　　　　B．化学性污染

    C．微生物污染　　　　　　　　　　D．昆虫污染

9. 下列不属于化学类中毒的是（　　　）。

    A．四季豆中毒　　　　　　　　　　B．重金属中毒

    C．农药中毒　　　　　　　　　　　D．亚硝酸盐中毒

10. 我国规定禁止出售（　　　）。

    A．鲐巴鱼　　　　B．油桶鱼　　　　C．马鲛鱼　　　　D．河豚

11. 下列不利于防止亚硝酸盐危害的是（　　　）。

    A．不吃腐烂的蔬菜　　　　　　　　B．不用苦井水煮饭和做菜

    C．腌制腌菜超过 20 天　　　　　　D．在一段时间内集中食用大量叶菜类蔬菜

12. 引起细菌类食物中毒最多的是（　　　）。

    A．肉类　　　　　B．蛋类　　　　　C．蔬菜　　　　　D．水果

13. 食用鲜黄花菜引起中毒的原因是由于鲜黄花菜中含有（　　　）。

    A．龙葵素　　　　B．秋水仙碱　　　C．皂素　　　　　D．氢氰酸

14. 目前毒性最强、危害最大的霉菌毒素是（　　　）。

    A．黄曲霉毒素　　　　　　　　　　B．黄变米毒素

    C．镰刀菌毒素　　　　　　　　　　D．杂色曲霉毒素

15. 霉变甘蔗中毒是指食用了保存不当而霉变的甘蔗引起的急性食物中毒，常发于我国北方地区的初春季节。霉变甘蔗中的甘蔗节菱孢霉所产生的毒素主要损害人体的（　　　）。

    A．消化系统　　　　　　　　　　　B．中枢神经系统

    C．呼吸系统　　　　　　　　　　　D．内分泌系统

16. 饮食卫生"五四制"的具体内容不包括（　　　）。

    A．从原料到成品实行"四不制度"　B．环境卫生采取"五定"

    C．个人卫生做到"四勤"　　　　　D．用（食）具实行"四过关"

17. 亚硝酸盐属剧毒类化学物质，又称工业用盐，如酸菜中就含一定量的亚硝酸盐，食用酸菜时最好同时食用一些（　　　），以减少亚硝酸盐的危害。

    A．绿色食品　　　　　　　　　　　B．新鲜蔬菜

    C．富含维生素 C 的水果　　　　　　D．各种杂粮

18. 对于使用有机磷农药的蔬果类食物，可以使用（　　　）的方法去除农药残留。

    A．高温杀菌　　　　　　　　　　　B．沸水浸泡

    C．碱水中浸泡　　　　　　　　　　D．淘米水浸泡

19. 郊游时，看见野生蘑菇，你应该（　　　）。

    A．采下来带回家食用

    B．凭经验判断，如果无毒就可带回家食用

  C. 咨询周围的人后感觉安全再食用

  D. 野生的蘑菇不安全，不采摘也不食用

20. 陶瓷、搪瓷类容器主要的卫生问题是（　　　）。

  A. 有害金属   B. 添加剂

  C. 细菌污染   D. 多环芳烃

21. 细菌类食物中毒多见于夏秋季，主要是由于（　　　）。

  A. 夏季食物易受污染   B. 进食熟肉类食品多

  C. 人口流动性大   D. 气温较高，微生物易于生长繁殖

22. 无论发生次数还是中毒人数，在我国食物中毒总数均排第一位的是（　　　）。

  A. 细菌性食物中毒   B. 有毒动、植物类食物中毒

  C. 化学性食物中毒   D. 霉变食物引起的食物中毒

23. 下列选项中，（　　　）属于食物中毒。

  A. 毛蚶引起的甲型肝炎暴发   B. 服用药物不当而引起的中毒

  C. 冒险食用河豚引起的中毒   D. 中毒性细菌性痢疾

24. 引起沙门氏菌食物中毒的主要食物是（　　　）。

  A. 蔬菜、水果   B. 大豆类及其制品

  C. 谷类   D. 肉类、乳类及其制品

25. 植物类食物（如剩饭、米粉等）引起的食物中毒最可能的原因是（　　　）。

  A. 沙门菌属   B. 副溶血性弧菌

  C. 葡萄球菌肠毒素   D. 肉毒梭菌毒素

26. 针对细菌类食物中毒的发生原因，世界卫生组织提出了预防食物中毒的食品安全"五大要点"。下列不属于"五大要点"的是（　　　）。

  A. 保持清洁；生熟分开   B. 烧熟煮透；适温存放

  C. 不吃烧焦的食物   D. 使用安全的水和食物原料

27. 厨房的布局应考虑食品和人员的出入，一般设置四条通道、（　　　）出入口。

  A. 两个   B. 三个   C. 四个   D. 五个

28. 以下选项中，不属于《食品安全法》适用范围的是（　　　）。

  A. 食品添加剂的生产经营   B. 食品设备的生产经营

  C. 食品包装材料的生产经营   D. 食用农产品

29. 儿童不宜经常食用的食品是（　　　）。

  A. 五谷杂粮   B. 坚果类零食

  C. 各种保健品   D. 天然食品

30. 按重大食品安全事故的性质、危害程度、涉及范围和社会影响，将重大食品安全事故分为（　　　）级。

  A. 一   B. 二   C. 三   D. 四

31. 在实施食品分类监管中，对预包装食品的重点检查项目为（　　　）。

   A. 食品内在质量是否合格

   B. 包装标识是否符合法律法规及标准的要求

   C. 是否涉及商标侵权

   D. 是否加贴了"QS"标识

32. 经检测，集贸市场某业主经销的蔬菜中农药残留量超标严重，最合理的退市措施是（　　　）。

   A. 责令停止销售　　　　　　　　B. 在工商部门监督下销毁

   C. 责令退回供货商　　　　　　　D. 责令经营者自行处理

33. 食品质量安全市场准入标识"QS"表示的含义是（　　　）。

   A. 质量安全　　　　　　　　　　B. 符合标准

   C. 认证标识　　　　　　　　　　D. 以上都是

34. 无公害农产品、绿色食品标识许可使用有效期为（　　　）。

   A. 一年　　　　　B. 两年　　　　　C. 三年　　　　　D. 五年

二、判断题

（　　　）1. 熏烤食物时，只污染环境，食物本身不受污染。

（　　　）2. 土壤、空气、水中均可能含有放射性元素，因此会使食品受到放射性污染。

（　　　）3. 当食品污染了致病菌或条件致病菌后，会引起食物中毒。

（　　　）4. 防止交叉感染的最有效措施是注意消毒。

（　　　）5. 维生素C可阻断亚硝基化合物的形成。

（　　　）6. 防止霉菌生长繁殖的最关键因素是控制湿度。

（　　　）7. 沙门氏菌在冰冻的土壤中可以越冬。

（　　　）8. 易引起沙门氏菌属食物中毒的食品是海产品。

（　　　）9. 常见的可引起砷中毒的砷化物是砒霜。

（　　　）10. 糖精的甜度是蔗糖的300～500倍，其营养价值比蔗糖高。

（　　　）11. 柠檬酸、醋酸等食用有机酸能参与人体的正常代谢，在食品加工的正常剂量下对人体无害。

（　　　）12. 组胺中毒是一种过敏性食物中毒。

（　　　）13. 食用河豚中毒属于化学性食物中毒。

（　　　）14. 鳝鱼、乌龟、河蟹均应鲜活出售，凡已死亡的均不得出售和加工。

（　　　）15. 新鲜的、洗干净血液的河豚肉可视为无毒。

（　　　）16. 细菌类食物中毒是食物中毒事故中最常见的一类。

（　　　）17. 在选购豆芽时，消费者先要抓一把闻闻有没有氨味，再看有没有须根，如果发现有氨味或无须根则不要购买和食用。

（　　　）18. 根据盘中虾尾翼的形状可以判断该虾是由死虾还是活虾煮熟的。如果虾的尾翼呈扇形撑开，则一定是由活虾煮熟的。

（　　）19. 反复烧开的水中亚硝酸盐含量增高，不宜饮用。

（　　）20. 经甲醛浸泡的水产品，看起来特别鲜亮、丰满，可以食用。

（　　）21. 建议少食用富含淀粉的油炸食品。因为，此类食品中含有潜在的对人体有致癌性的丙烯酰胺。

（　　）22. 马铃薯发芽后会产生龙葵毒素，其幼芽和芽眼部分的龙葵碱含量为 0.3% ~ 0.5%，正常人食入 0.2 ~ 0.4g 即会中毒。

（　　）23. 水洗是清除蔬果类食品上的污物和去除残留农药的基本方法，主要用于叶类蔬菜，如菠菜、韭菜、小白菜、生菜。

（　　）24. 粮食中的黄曲霉毒素属于食品污染中的化学污染。

（　　）25. 将霉烂水果的腐烂部分挖除，便还能食用。

（　　）26. 食品安全标准是强制执行的标准。

（　　）27. 企业生产的食品是无须遵守食品安全国家标准或地方标准的，遵守企业标准即可。

（　　）28. 绿色食品生产过程中不允许使用化肥、农药。

（　　）29. 由商场、超市重新分装的食品，其标签标注的生产日期应为分装日期。

（　　）30. 《食品安全法》只适用于食品。

（　　）31. 保健食品的广告内容应当以国务院相关行政部门批准的说明书和标签为准，不得任意扩大范围。

（　　）32. 转基因食品是新资源食品。

（　　）33. 凡是列入标识管理目录并用于销售的农业转基因生物产品，都应贴有"转基因"等相关标识。

（　　）34. 直接入口的食品应使用无毒、清洁的包装材料。

（　　）35. 牛乳虽然出现胀包、结块或分层等现象，但是还没有超过包装上标注的保质期，还是可以食用的。

三、简答题

1. 简单介绍几种我国常用的食品添加剂。

2. 食物中毒分为哪几类？有哪些预防措施？